突发呼吸道传染病

医院感染防控操作手册

名誉主编◎梁廷波　主编◎瞿婷婷　钟紫凤　盛吉芳　许国强

OPERATION MANUAL OF

HOSPITAL INFECTION PREVENTION
AND CONTROL OF SUDDEN RESPIRATORY
INFECTIOUS DISEASES

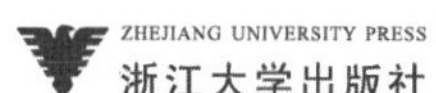

ZHEJIANG UNIVERSITY PRESS
浙江大学出版社

图书在版编目（CIP）数据

突发呼吸道传染病医院感染防控操作手册 / 瞿婷婷等主编. — 杭州 ： 浙江大学出版社，2020.9

ISBN 978-7-308-20461-3

Ⅰ. ①突… Ⅱ. ①瞿… Ⅲ. ①呼吸道感染—传染病防治—手册 Ⅳ. ①R183.3-62

中国版本图书馆CIP数据核字（2020）第145046号

突发呼吸道传染病医院感染防控操作手册

主编 瞿婷婷 钟紫凤 盛吉芳 许国强

责任编辑 张 鸽 殷晓彤
责任校对 张凌静
美术编辑 雷建军
出版发行 浙江大学出版社
（杭州市天目山路148号 邮政编码 310007）
（网址：http://www.zjupress.com）
排 版 杭州林智广告有限公司
印 刷 浙江省邮电印刷股份有限公司
开 本 880mm×1230mm 1/32
印 张 5.625
字 数 130千
版 印 次 2020年9月第1版 2020年9月第1次印刷
书 号 ISBN 978-7-308-20461-3
定 价 35.00元

浙江大学出版社市场运营中心联系方式：0571-88925591；http://zjdxcbs.tmall.com

《突发呼吸道传染病医院感染防控操作手册》
编 委 会

名誉主编：梁廷波
主　　编：瞿婷婷　钟紫凤　盛吉芳　许国强
副 主 编：倪玲美　王华芬　魏国庆　吴李鸣　金百冶

编　　委（按姓氏拼音排序）**：**

陈小群　陈　瑜　费小芳　冯海婷　冯靖祎
葛天翔　顾　青　顾新华　何剑琴　胡　亮
李　娟　李　盈　莫军军　倪作为　潘群英
钱永平　邵乐文　王　芳　王　莺　袁　静
张　晟　赵彩莲　赵雪红　卓里欣

资助课题：大型公立医院新冠肺炎救治应急管理体系构建及协同运行研究
课题编号：2020C03123-7
基金类型：浙江省重点研发计划应急项目

前 言

PREFACE

传染性疾病是人类历史长河中不可避免的巨大挑战。21 世纪以来，人类严重的冠状病毒感染及流行已发生 3 次，包括非典型肺炎（severe acute respiratory syndrome, SARS）、中东呼吸综合征（Middle East respiratory syndrome, MERS) 以及新型冠状病毒肺炎。

新型冠状病毒肺炎于 2019 年 12 月被报道以来，短期内在全球发生流行。新型冠状病毒对人群普遍易感、传染性强、危害大。国家卫生健康委员会（简称国家卫健委）于 2020 年 1 月 20 日将其纳入乙类传染病，并按照甲类传染病管理。各省、自治区、直辖市相继启动重大突发公共事件一级响应。世界卫生组织于 2020 年 1 月 30 日宣布新型冠状病毒肺炎疫情为国际公共卫生紧急事件，需要加强全球的防范和应对工作。为指导全国做好新型冠状病毒肺炎的防治工作，国家卫健委相继发布了七版新型冠状病毒肺炎诊疗方案以及六版防控方案。

浙江大学医学院附属第一医院（简称浙大一院）作为浙江省重症新型冠状病毒肺炎患者定点收治医院，累计收治确诊病例 105 例（含重症及危重症病例 78 例），排除疑似病例 183 例，未发生医务人员及院内患者感染新型冠状病毒肺炎的情况。并派出援鄂医疗队，整建制接管武汉多家医院的新型冠状病毒肺炎病区，在完成救治任务的同时，同样做到了医务人员零感染。医院感染的预防与控制在本次新型冠状病毒肺炎疫情防控中发挥了重大的作用，为避免医务人员感染以及患者的交叉感染提供了保障。

2013 年 4 月至 2015 年 2 月，浙大一院传染病诊治国家重点实验室也曾连续收治 H7N9 禽流感患者 94 例。

我们的团队在针对各种突发呼吸道传染病的救治过程中，在病区改造、感控流程制定、消毒流程等方面积累了丰富的经验。

在本书中，我们对医院防控经验及流程进行了整理，内容具有可操作性，可供同行们在实际工作中参照执行。

如今全球其他国家及地区疫情防控形势仍然严峻。希望通过本书，为医院应对新发突发传染病的防控工作提供参考。

最后，我们对所有在本次新型冠状病毒肺炎疫情中做出贡献的一线医护人员表示最崇高的敬意！也对每一位参与本书编写、流程设计、后期制作的工作人员表示最诚挚的感谢！

本书编委会

2020 年 4 月 10 日

目 录

CONTENTS

第三部分　新型冠状病毒肺炎医院感染防控

第一部分

突发呼吸道传染病介绍

PART

1

第 1 章
新型冠状病毒肺炎

新型冠状病毒特征及传播途径

2020 年 2 月 11 日，世界卫生组织（World Health Organization，WHO）在日内瓦召开发布会，宣布将新型冠状病毒肺炎命名为 COVID-19。国际病毒分类学委员会冠状病毒小组根据系统名、分类学和惯例，正式将新型冠状病毒命名为严重急性呼吸综合征冠状病毒 2 型 (severe acute respiratory syndrome coronavirus 2, SARS-CoV-2)。

1.1.1　病原学特征

SARS-CoV-2 属于 β 属的冠状病毒，是已知感染人类的第七种冠状病毒，有包膜，颗粒呈圆形或椭圆形，常为多形性，直径为 60 ～ 140nm。SARS-CoV-2 的基因组大小为 30kb，编码蛋白酶和 RNA 依赖性 RNA 聚合酶 (RdRp) 以及几种结构蛋白。SARS-CoV-2 病毒体由结合到 RNA 基因组的核衣壳蛋白 (nucleocapsid protein, N) 及由膜蛋白 (membrane protein, M) 和包膜蛋白 (envelope protein, E) 组成的包膜，包被三聚体刺突糖蛋白 (spike protein, S)。S 蛋白与 2 型肺细胞和肠上皮细胞质膜上的 ACE2 结合，之后被宿主膜丝氨酸蛋白酶 TMPRSS2 裂解，促使病毒进入。目前研究显示，SARS-CoV-2 与蝙蝠 SARS 样冠状病毒 (bat-SL-

CoVZC45) 同源性达 85% 以上。在体外分离培养时，新型冠状病毒 96 小时左右即可在人的呼吸道上皮细胞内发现，而在 Vero E6 和 Huh-7 细胞系中分离培养需约 6 天。

对冠状病毒理化特性的认识多来自对严重急性呼吸综合征冠状病毒 (SARS-CoV) 和中东呼吸综合征冠状病毒 (MERS-CoV) 的研究。病毒对紫外线和热敏感，56℃条件下 30 分钟、乙醚、75% 乙醇溶液、含氯消毒剂、过氧乙酸和氯仿等脂溶剂均可有效灭活病毒，氯己定不能有效灭活病毒。

1.1.2 传播途径

目前所见传染源主要是新型冠状病毒感染患者，无症状感染者也可能成为传染源。COVID-19 对人群普遍易感，各个年龄段均有病例报告。SARS-CoV-2 主要的传播途径是经呼吸道飞沫和密切接触传播。密切接触者是指与临床诊断病例或疑似病例共同生活、工作、学习、娱乐、旅游等的人员；在无严格防护措施的情况下，治疗或护理过确诊病例或疑似病例的所有医护人员，以及直接接触患者呼吸道分泌物或体液的有关人员。在相对封闭的环境中，长时间暴露于高浓度气溶胶的情况存在经气溶胶传播的可能。但是，由于在粪便及尿中可分离出新型冠状病毒，所以 SARS-CoV-2 存在经粪便–口腔传播的可能性，应注意粪便和尿对环境造成气溶胶或接触传播的可能性。

1.2 新型冠状病毒肺炎流行情况

自 COVID-19 疫情暴发以来，我国通过采取一系列预防控制和医疗救治措施，境内疫情得到了很大程度的控制与缓解，但境外的发病人数呈上升态势。2020 年 1 月 31 日，WHO 将 COVID-19 列为“国际关注的突发公共卫生事件”。COVID-19 通过人与人之间迅速传播，在世界范围内引起了大规模的暴发。2020 年 3 月 11 日，WHO 宣布 COVID-19 疫情已经构成全球性大流行。

2020 年 1 月 28 日，中国疾病预防控制中心现场溯源调查公布 COVID-19 的基本再生数 (R_0) 为 2 ～ 3。美国洛斯阿拉莫斯国家实验室发现 COVID-19 的 R_0 为 4.0 ～ 6.7。以上数据表明，SARS-CoV-2 具有较强的传染性。2020 年 1 月 20 日，经国务院批准，国家卫生健康委员会将新型冠状病毒肺炎纳入《中华人民共和国传染病防治法》规定的乙类传染病，但采取甲类传染病的预防、控制措施，同时将该病纳入国境卫生检疫法规定的检疫传染病管理。

第 2 章

中东呼吸综合征

2.1 中东呼吸综合征病毒特征及传播途径

中东呼吸综合征 (Middle East respiratory syndrome, MERS) 于 2012 年 9 月在沙特阿拉伯首次被发现，是由中东呼吸综合征冠状病毒 (MERS-CoV) 感染引起的呼吸道疾病，严重者可发生急性呼吸窘迫综合征、急性肾功能衰竭，甚至多脏器功能衰竭。

2.1.1 病原学特征

中东呼吸综合征冠状病毒 (MERS-CoV) 属于冠状病毒科，β 类冠状病毒的 2c 亚群，是 C 亚群第一个能感染人的冠状病毒。与其他冠状病毒类似，MERS-CoV 粒子呈球形，直径为 120 ～ 160nm，是一种具有包膜、基因组全长约 30kb 的线性非节段单股正链的 RNA 病毒。MERS-CoV 至少含有 10 个开放阅读框 (ORF), 其中编码的 16 个非结构蛋白在病毒的复制过程中发挥作用，包括一种保证复制准确进行的校对核酸外切酶。MERS-CoV 的结构蛋白主要包括 S 蛋白、N 蛋白、M 蛋白和 E 蛋白。S 蛋白识别细胞受体二肽基肽酶 4 (dipeptidyl peptidase 4, DPP4, 也称为 CD26)，参与病毒和细胞受体结合，介导病毒与宿主细胞融合。该受体与 ACE2 受体类似，主要分布于人深部呼吸道组织，可以部分解释 MERS 临床症状的严重性。

暴发初期，研究者认为人源的 MERS-CoV 与扁颅蝠属蝙蝠冠状病毒 HKU4 (Ty-Bat CoV-HKU4) 和伏翼属蝙蝠冠状病毒 HKU5 (Pi-Bat CoV-HKU5) 的亲缘关系比较接近，基因组相似性均为 70.1%，认为 MERS-CoV 来源于蝙蝠的可能性很大。随着研究的深入，越来越多的证据表明单峰骆驼更可能是人感染 MERS-CoV 的来源。2014 年，研究者分别从沙特地区一个 MERS-CoV 感染患者及其发病前接触过的单峰骆驼体内分离出基因序列完全相同的 MERS-CoV，同时在埃及、卡塔尔和沙特其他地区的骆驼中也分离出与人感染病例分离病毒株相匹配的病毒，并在非洲和中东的骆驼中发现 MERS-CoV 抗体，因而骆驼可能是人类感染 MERS-CoV 的来源。但不排除蝙蝠或其他动物也可能是 MERS-CoV 的自然宿主。MERS-CoV 的病原学特征仍不完全清楚，其结构、性状和分子生物学特征等，还有待进一步研究。

2.1.2　传播途径

1. 动物 – 人的传播方式

MERS 是一种人畜共患病毒性疾病，可以从单峰骆驼传播至人类。单峰骆驼是 MERS-CoV 的主要动物宿主和传播给人类的主要来源。MERS-CoV 从骆驼到人的传播途径可以有多种。MERS-CoV 通常从骆驼的呼吸道中检出。直接接触患病骆驼的呼吸道分泌物可使人类感染 MERS-CoV 的风险显著增加。骆驼体内的病毒可通过咳嗽、打喷嚏等方式播散至周围空气而感染人类。另一种可能是人食用未消毒的生骆驼奶或未煮熟的骆驼肉而造成食源性传播。这种人兽共患病最常发生在阿拉伯半岛国家。在非洲、中东和南亚大部分地区的单峰骆驼体内也发现了这种病毒。然而，MERS-CoV 从单峰骆驼传播至人类的能力仍然有限，即使是与单峰骆驼频繁接触的人群，其血清阳性率仍处于较低水平。

2. 人－人的传播方式

人与人之间主要通过呼吸道飞沫或与确诊 MERS 的病例密切接触传播。MERS 不仅在医疗机构内传播，而且存在家庭聚集性发病的情况。然而，世界各地均未报告持续的人际传播。在卫生保健机构中有限的、非持续性的人传人仍是 MERS 的一个突出特征。

2.2 中东呼吸综合征流行情况

2012年至2019年10月31日，按照国际卫生条例（2005）规定，全球各地共向WHO报告了MERS实验室确诊病例2482例，死亡852例，粗病死率为34.3%。迄今为止，报告给WHO的所有感染病例中，83%发生在沙特阿拉伯。中东呼吸综合征已在中东地区(11个国家: 沙特阿拉伯、阿拉伯联合酋长国、约旦、卡塔尔、科威特、阿曼、也门、巴林、埃及、黎巴嫩和伊朗)、欧洲(8个国家: 法国、德国、意大利、希腊、荷兰、土耳其、奥地利和英国)、非洲(2个国家：突尼斯和阿尔及利亚)、亚洲(5个国家：马来西亚、菲律宾、韩国、中国、泰国)与美洲（1个国家：美国）共27个国家有病例报告。法国、约旦、韩国、沙特阿拉伯、阿拉伯联合酋长国和英国发生了与卫生保健相关的疾病传播，并发生了规模大小不等的暴发疫情（每次暴发的报告病例范围为2～186例）。2015年，韩国爆发了中东以外最大规模的疫情，共出现确诊病例186例（包括1例到中国旅行的病例），死亡39例。

医源性传播是MERS-CoV主要的流行病学特征，并造成MERS病例数急剧增加。首次报告的医院聚集性疫情发生在2012年4月约旦扎尔卡市最大的公立医院，1例25岁重症肺炎患者导致10名医务人员感染。截至2019年10月31日，向WHO报告的所有实验室确诊病例的年龄中位数为52岁（四分位间距范围为37～65岁），其中68.5%的确诊病例为男性。超过半数的病例至少有下列一项疾病：糖尿病、高血压、心脏病、慢性肾功能衰竭或肺病。在 2482 例 MERS-CoV 感染病例中，20.6% 的病例没有任何症状或者症状很轻，46.6% 的病例患有严重疾病或最终死亡。总体而言，在迄今报告的感染病例中，有 17.6% 是卫生保健工作者（医护人员）。在卫生保健机构之外，与单峰骆驼密切接触人群 (如农民、屠宰场工人、牧羊人、单峰骆驼饲养者) 的感染风险较高。感染 MERS-CoV 的健康成年人往往有轻微的亚临床感染或无症状感染。目前，确诊病例家庭内密切接触者之间的人际传播已经得到控制。

第 3 章

人感染高致病性禽流感

3.1 人感染高致病性禽流感病毒特征及传播途径

禽流感是由甲型流感病毒的任何一个亚型引起的各种家禽及野生禽类感染或发生疫病的一种传染性疾病。至今发现能直接感染人的禽流感病毒亚型有 H5N1、H7N1、H7N2、H7N3、H7N7、H9N2 和 H7N9 亚型。近些年传播的主要为 H7N9 禽流感病毒。人感染 H7N9 禽流感是由 H7N9 禽流感病毒引起的急性呼吸道传染病，其中重症肺炎病例常并发急性呼吸窘迫综合征(ARDS)、脓毒性休克、多器官功能障碍综合征(MODS)，甚至死亡。

3.1.1 病原学特征

流感病毒属正黏病毒科，病毒颗粒呈多形性，其中球形直径为 80 ～ 120nm，有囊膜。基因组为分节段单股负链 RNA。根据其外膜血凝素 (H) 和神经氨酸酶 (N) 蛋白抗原性的不同，流感病毒可分为 18 个 H 亚型 (H1 ～ H18) 和 11 个 N 亚型 (N1 ～ N11)。禽流感病毒属甲型流感病毒属，除感染禽类外，还可感染人、猪、马、水貂和海洋哺乳动物。H7N9 禽流感病毒为新型重配病毒，编码 HA 的基因来源于 H7N3，编码 NA 的基因来源于 H7N9，其 6 个内部基因来自于两个不同源的 H9N2 禽流感病毒。H7N9 禽流感病毒在 HA 蛋白上发生了与跨种属屏障有关的氨基酸突变

（Q226L，G186V），并拥有哺乳动物适应性突变，而且在聚合酶 PB2 上 E627K、D701N 突变增强病毒聚合酶活性和在哺乳动物中的毒力。与 H5N1 禽流感病毒不同，H7N9 禽流感病毒对禽类的致病力很弱，在禽类间易于传播且难以被发现，这就增加了人感染的概率。

禽流感病毒普遍对热敏感，加热至 65℃，持续 30 分钟，或煮沸 (100℃)，持续 2 分钟以上可灭活；而对低温的抵抗力较强，在较低温下可存活 1 周，在 4℃水中或有甘油存在的情况下可保持活力 1 年以上。

3.1.2 传播途径

禽流感病毒的天然宿主是水禽，它可通过宿主发生适应性突变，也可在家禽 (如鸡、鸭等)、猪以及人体中复制。研究发现，在大多数患者中分离出人感染 H7N9 禽流感病毒，且这些患者在出现症状前有接触活禽、从事与禽类相关的工作以及在禽类市场活动的暴露史。基因序列分析发现，在有禽接触史的患者中分离出的病毒序列与从外环境以及活禽体分离出的病毒序列高度一致。因此，家禽可作为禽流感流行的传染源。另外，家禽粪便也可成为传染源。病毒也可能通过飞沫在有限范围内的空气中传播。此外，人感染 H7N9 禽流感病毒可通过直接接触，在有限范围内造成人与人之间传播。

3.2 人感染高致病性禽流感流行情况

H7N9 型禽流感病毒在禽类中为低致病性，禽类感染后没有明显临床症状，这就导致该类疾病的传染源不易被发现。2013 年 3 月，在安徽、上海两地初次确诊 H7N9 禽流感患者，并从患者分泌物中分离出病毒，经病原学检测确诊为禽流感病毒，并持续在人群和活禽中流行。截至 2018 年 9 月，我国报告人感染 H7N9 禽流感病例 1567 例，死亡 615 例，病死率为 39%。根据 H7N9 禽流感的流行规律，可将每年 10 月至次年 9 月划定为 1 个流行周期。H7N9 禽流感自 2013 年出现，截至 2018 年 9 月，已经历了 6 个流行周期。与前 4 个流行周期 (2013 年 2 月至 2016 年 9 月) 不同的是，在第 5 个流行周期 (2016 年 10 月至 2017 年 9 月)，发病人数急剧增加，出现了高致病性禽流感，且发现 H7N9 禽流感病毒对人和禽类有高致病性，导致患者发生严重肺炎、呼吸衰竭，甚至出现急性呼吸窘迫综合征而死亡。

人感染 H7N9 禽流感病毒的流行周期呈明显的季节性，冬春季高发，并且每次流行高峰过后，在夏季总会有散发病例出现，冬春季病例数明显多于夏季。相比于前 4 个流行周期，第 5 个流行周期 H7N9 禽流感疫情出现早，强度大，持续时间长，病例数多。且在 2017 年 2 月，广东省检测出 H7N9 禽流感病毒对人具有高致病性。第 6 个流行周期 (2017 年 10 月至 2018 年 9 月) 仅有散发病例。第 7 个流行周期（2018 年 10 月至 2019 年 6 月）仅 2019 年 3 月在内蒙古发生 1 例高致病性 H7N9 禽流感病例。

人感染 H7N9 禽流感最先出现于长江三角洲的浙江、上海、安徽等地区；另一个大的流行地区是泛珠三角区域、广东、广西地区。流行病学数据表明，我国 H7N9 禽流感的主要流行区域是珠江三角洲和长江三角洲，且病例集中在浙江、江苏、广东等地区。在第 5 个流行周期，农村地区发病人数所占比例持续增加。H7N9 禽流感疫情由城市向农村转移，由东部、南部向西部、北部转移，表明 H7N9 禽流感疫情范围扩大。

H7N9 禽流感病毒感染人群的年龄跨度较大，最小的 2 岁，最大的 90 岁，年龄中位数为 61 岁，年龄的四分位数范围为 46～73 岁。在第 5 个流行周期，患者从老年人向中年人过渡。另外，相比于 H5N1 禽流感病毒感染者，H7N9 禽流感病毒感染者主要是年长者，而且年龄分布更广泛。

第 4 章

传染性非典型肺炎

4.1 传染性非典型肺炎病毒特征及传播途径

传染性非典型肺炎是由 SARS 冠状病毒引起的一种急性呼吸道传染病，世界卫生组织将其命名为严重急性呼吸综合征 (severe acute respiratory syndrome, SARS)。SARS 是人类于 21 世纪发现的第一个烈性传染病和严重健康问题，我国已将 SARS 按甲类传染病处置。

4.1.1 病原学特征

2003 年 4 月 16 日，WHO 在各方研究的基础上，正式宣布该未知的冠状病毒为导致 SARS 的病原体，并将其命名为 SARS 冠状病毒 (SARS-CoV)。SARS-CoV 属鼻病毒目，冠病毒科，冠状病毒属，为单链正向 RNA 病毒“(＋)sense, ssRNA virus”。成熟的冠状病毒颗粒多为圆形、椭圆形或轻度多形性，直径为 60 ～ 220nm 不等，SARS-CoV 的直径约为 90 ～ 110nm。到 2003 年 8 月初，全世界提交到基因库有关 SARS-CoV 的序列有 600 余条，其中完成全基因组测序列的病毒株已达 31 株。中国内地最先报道全基因序列的地区为北京 (2003 年 5 月 1 日) 和浙江 (2003年5月19日)。SARS-CoV基因组全长为 29727 个核苷酸(加拿大报告有 29751 个核苷酸）。基因组 RNA 是一个无分段的正义单链 RNA，有 11 个开放阅读框架 (6 个编码序列，5 个假定的非典型蛋白)。基因组的结构与其他冠状病毒相似。SARS-CoV 基因组有 5 个主要的开放阅读框架，分别编码 RNA 聚合酶蛋白、S 蛋白、E 蛋白、M 糖蛋白和 N 蛋白。冠状病毒核酸具有正链 RNA 病毒特有的重要结构特征，即 5' 端戴帽、3' 端有聚 (A) 尾的结构。通过与已知冠状病毒基因组比较分析，研究认为 SARS-CoV 基因组属于典型的缺乏 HE 蛋白的冠状病毒。

在室温情况下，SARS-CoV 在干燥的塑料表面可以存活至少 48 小时；在低温环境中可以存活更长时间，在 0℃时可以无限期存活；在大小便里至少能存活 1 ～ 2 天，在腹泻患者的大便里能存活 4 天以上。但该病毒对常用消毒液非常敏感，如含氯消毒液 5 分钟可以灭活，75% 乙醇溶液 5 分钟能使病毒失去活力。

4.1.2 传播途径

从已有资料来看，SARS 患者是主要的传染源，患者在发病期的传染性最强。其在传播中存在明显的异质性，有些患者传染性很强，一个患者可传染数十人至上百人，被称为超级传播者；而多数患者的传染性要低些，也有些患者未对其接触者造成传播；另外一些患者未发现有明显的接触史。目前没有证据表明，痊愈患者具有传染性。迄今尚未证实有长期带毒者。从广州和香港的流行情况来看，约 40% 的患者无明显的接触史，发病的区域分布有一定的散发性，提示本病可能存在无症状携带者，无症状携带者将成为 SARS 不断传播和再次流行的主要传染源。SARS 的最初来源可能是动物，中外专家一开始就把目标锁定在一些与人类接触较少的野生动物上，但目前没有资料表明 SARS 是人畜共患性疾病。

SARS 的传播方式以呼吸道近距离飞沫传播为主，也有通过接触呼吸道分泌物传播，还可通过被污染的手、玩具等经口鼻黏膜、眼结膜传播，也不排除经气溶胶（飞沫核）较长距离传播的可能。

4.2 传染性非典型肺炎流行情况

据 WHO 统计，截至 2003 年 8 月 7 日，全球有 32 个国家和地区出现 SARS 病例，报告病例 8422 例，死亡 916 例，治愈出院 7442 例，病死率为 10.9%。中国香港、台湾，以及加拿大、新加坡的病死率较高，分别为 17.0%、27.0%、16.3% 和 13.8%。据我国卫生部 2003 年 8 月 16 日 10 时疫情统计，我国内地报告发生 SARS 病例 5327 例，累计死亡 349 例，病死率为 6.55%。我国内地 SARS 发病男女性别之比约为 1:1，发病年龄以 20 ～ 29 岁者最多，职业以家务和医务人员为多。我国内地 24 个省份报告有 SARS 发病，其中累计发病人数超过 100 例的有北京、天津、河北、山西、内蒙古和广东。北京累计报告病例 2521 例，占我国内地病例总数的 47.32%，居第一位；广东报告病例 1512 例，占我国内地病例总数的 28.38%，居第二位。2003 年 2、3 月份为广东流行高峰，4、5 月份为北京流行高峰。目前全球疫情已得到有效控制。

此次 SARS 流行具有家庭和医院聚集的特点。SARS 冠状病毒对人群普遍易感，与年龄、性别、职业等关系不大，从数月的婴儿到 90 多岁的老年人均有发病。广州、北京、香港等地的 SARS 传染中，患者大多为青壮年。儿童 SARS 患者病情较轻，病程较短，似乎传染力也较弱，预后普遍良好。

第二部分

突发呼吸道传染病相关个人防护介绍

PART 2

第 5 章

术语和定义

1. 感染源（source of infection）是指病原体自然生存、繁殖并排出的宿主或场所。

2. 传播途径（modes of transmission）是指病原体从感染源传播到易感者的途径。

3. 易感人群（susceptible hosts）是指对某种疾病或传染病缺乏免疫力的人群。

4. 标准预防（standard precaution）是指针对医务人员、传染病现场调查处置人员、实验室工作人员、患者等采取的一组预防感染措施，覆盖诊疗操作、调查处置、实验操作等实践的全过程。包括手卫生，根据预期可能的暴露，选用手套、防护服、隔离衣、口罩、护目镜或防护面罩（屏）等个人防护用品，以及安全注射。也包括穿戴合适的防护用品处理患者环境中污染的物品与医疗器械。标准预防基于患者的血液、体液、分泌物（不包括汗液）、呕吐物、排泄物、非完整皮肤和黏膜均可能含有感染性因子的原则。

5. 空气传播（airborne transmission）是指带有病原微生物的微粒子（直径≤ 5μm）通过空气流动导致的疾病传播。

6. 飞沫传播（droplet transmission）是指带有病原微生物的飞沫核（直径＞ 5μm），在空气中短距离（1m 内）移动到易感人群的口、鼻黏膜或眼结膜等导致的传播。

7. **接触传播**（contact transmission）是指通过手、媒介物直接或间接接触病原体导致的传播。

8. **清洁区**（clean area）是指进行呼吸道传染病诊治的病区中不易受患者血液、体液和病原微生物等物质污染的区域，及传染病患者不应进入的区域，包括医务人员的值班室、卫生间、更衣室、浴室、配餐间等。

9. **潜在污染区**（potentially contaminated area）是指位于清洁区与污染区之间，有可能被患者血液、体液和病原微生物等物质污染的区域。

10. **污染区**（contaminated area）是指进行呼吸道传染病诊治的病区中传染病患者和疑似传染病患者接受诊疗的区域，如病室、处置室、污物间等，包括暂存和处理被其血液、体液、分泌物、排泄物污染的物品的场所。

11. **两通道**（two passages）是指呼吸道传染病诊治病区中的医务人员通道和患者通道。医务人员通道、出入口设在清洁区一端，患者通道、出入口设在污染区一端。

12. **缓冲间**（buffer room）是指呼吸道传染病诊治病区中清洁区与潜在污染区之间、潜在污染区与污染区之间设立的两侧均有门的小室，为医务人员的准备间。

13. **负压病区（房）**［negative pressure ward (room)］是指通过特殊通风装置，使病区（病房）的空气由清洁区向污染区流动，使病区（病房）内的压力低于室外压力。负压病区（房）排出的空气需进行处理，确保对环境无害。

14. 个人防护用品（personal protective equipment，PPE）是指用于保护相关人员避免接触感染性因子的各种屏障用品，包括头面部和呼吸防护用品、防护服、手套、防水围裙、防护鞋（靴）等。

15. 适合性检验（fit test）是指检验医用防护口罩和防护型呼吸面罩对具体使用者适合程度的方法。

16. 佩戴气密性检查（face-seal check）是指由呼吸防护用品使用者自行实施的一种简便密合性检查方法，以确保医用防护口罩和防护型呼吸面罩佩戴正确。

第 6 章

个人防护用品技术要求

基本要求：感染预防个人防护用品应具有相关的注册证和（或）产品检测报告，其各项性能符合相应的国家标准、行业标准和本市地方标准。

头面部及呼吸防护用品

6.1.1 帽　子

帽子包括可重复使用的布制帽子和一次性使用帽子。面料能阻止轻微液体的渗透，在使用过程中保持其性能、牢固度和舒适度。

适用于：进入污染区和洁净环境前，进行无菌操作等。

6.1.2 医用外科口罩

符合 YY 0469—2004《医用外科口罩技术要求》的要求。分三层，外层阻水（能防止血液、体液飞溅），中层过滤，内层吸湿。

适用于：远距离（距离＞1m）接触飞沫传播的传染病患者；对密切接触者进行观察；在手术部（室）工作或护理免疫功能低下患者；进行有血液、体液、分泌物（不包括汗液）、呕吐物、排泄物等喷溅的操作或进行侵入性操作、无菌操作。

6.1.3 医用防护口罩

符合 GB 19083—2010《医用防护口罩技术要求》的要求。

定期按 GB/T 18664—2002《呼吸防护用品的选择、使用与维护》的方法进行使用者适合性检验，根据检验结果选择合适规格。每次使用前按《呼吸防护用品的选择、使用与维护》的方法进行检验并通过佩戴气密性检查。

适用于：接触经空气传播的传染病患者；近距离（距离≤ 1m）接触飞沫传播的传染病患者或进行可产生气溶胶的操作时。

6.1.4 防护型呼吸面罩

符合 GB 2626—2006《呼吸防护用品—自吸过滤式防颗粒物呼吸器》及《呼吸防护用品的选择、使用与维护》的相关要求。

定期按《呼吸防护用品的选择、使用与维护》的方法进行使用者适合性检验，根据检验结果选择合适规格。每次使用前按《呼吸防护用品的选择、使用与维护》的方法进行检验并通过佩戴气密性检查。

半面防护型呼吸面罩适用于：接触经空气传播的传染病患者；近距离（≤ 1m）接触飞沫传播的传染病患者或进行可产生气溶胶的操作。

全面防护型呼吸面罩适用于：接触传染病疑似病例、临床诊断或实验室诊断病例的大量血液、体液、分泌物（不包括汗液）、呕吐物、排泄物等，或调查处置经空气传播的具有极高风险等级的传染病。

6.1.5 动力送风呼吸装置

符合 GB 30864—2014《呼吸防护动力送风过滤式呼吸器》

及《呼吸防护用品的选择、使用与维护》的相关要求。

适用于：接触、调查处置经空气传播的具有极高风险等级的传染病疑似病例、临床诊断或实验室诊断病例的大量血液、体液、分泌物（不包括汗液）、呕吐物、排泄物等，或进行可产生气溶胶的操作时。

6.1.6 护目镜

符合 GB 14866—2006《个人用眼护具技术要求》的相关要求。佩戴舒适、视野清晰、可调节、密闭、防雾。

适用于: 进行可能发生患者血液、体液、分泌物（不包括汗液）、呕吐物、排泄物等喷溅或产生气溶胶的操作时。

6.1.7 防护面罩（屏）

符合《个人用眼护具技术要求》的要求。

防护面罩（屏）下端低于使用者下颌，正侧面可阻挡液体，佩戴舒适、视野清晰、可调节、防雾。

适用于: 进行可能发生患者血液、体液、分泌物（不包括汗液）、呕吐物、排泄物等喷溅或产生气溶胶的操作时。

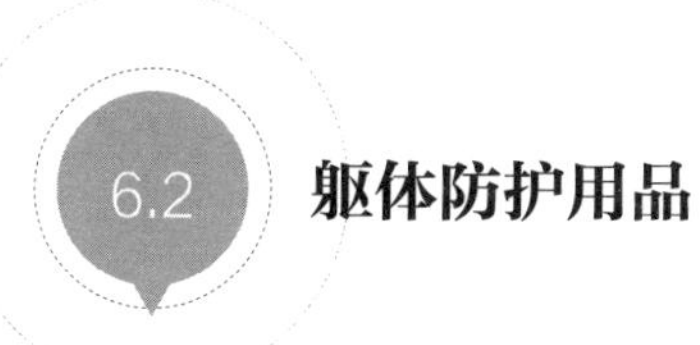

躯体防护用品

根据防护用途，躯体防护用品可分为隔离衣、医用防护服、手术衣及防水围裙。

6.2.1 隔离衣

隔离衣的面料能阻止轻微液体的渗透，在使用过程中保持其性能和牢固度，舒适。

按照 AAT CC Test Method 42 的试验方法，冲击喷射式渗透性试验，渗水量＜ 4.5g。

适用于：接触经接触传播的感染性疾病患者（如传染病患者、多重耐药菌感染患者）或其周围环境等时，或在对患者实行保护性隔离时（如大面积烧伤、骨髓移植等患者的诊疗、护理等），或可能轻微受到患者血液、体液、分泌物（不包括汗液）、呕吐物、排泄物污染时。

6.2.2 医用防护服

符合 GB 19082—2009《医用一次性防护服技术要求》的要求。

适用于：接触甲类及乙类按甲类管理的传染病患者、传播途径不明的新发传染病患者。

6.2.3 手术衣

手术衣的面料能阻止血液和其他体液的渗透，在使用过程中保持其性能和牢固度，可用相应的灭菌方式灭菌，可保持穿戴者适宜的体温，符合无菌技术。按照《中华人民共和国药典》（三部）（2015 年版）“无菌检查法”，达到无菌要求。

按照 YY/T 0506.5 干态阻菌性能试验方法，符合 YY/T 0506.2 的要求。

按照 YY/T 0506.6 湿态阻菌性能试验方法，符合 YY/T 0506.2 的要求。

按照 YY/T 0506.4 进行微粒物质清洁度和抗起绒性试验，符合 YY/T 0506.2 的要求。

破裂强度符合 GB/T 3923.1 的相关要求。按照 GB/T 7742.1—2005《纺织品织物胀破性能》及 YY/T 0506.2 胀破强力试验方法，符合相应标准的要求。

具有抗渗性能的手术衣按照 YY/T 0506.2 抗渗水性试验方法，符合 YY/T 0506.2 的要求。

适用于：接触传染病疑似病例、临床诊断或实验室诊断病例的大量血液、体液、分泌物（不包括汗液）、呕吐物、排泄物等。

6.2.4　防水围裙

防水围裙包括可重复使用的围裙和一次性使用的围裙。其面料能阻止液体的渗透，适用于相应的灭菌方式，在使用过程中保持其性能和牢固度，舒适。

适用于：可能受到患者的血液、体液、分泌物（不包括汗液）、呕吐物、排泄物及其他污染物质污染，进行复用医疗器械的清洗时。

6.3 手部防护用品

手部防护用品应具备阻止血液和其他体液渗透的功能，用于接触利器的手套还应具备防刺破功能，并符合相应的国家标准和行业标准。包括无菌手套、消毒手套和卫生手套。

6.3.1 无菌手套

无菌手套是指经灭菌处理，并能通过《中华人民共和国药典》（三部）（2015 年版）“无菌检查法”，达到无菌要求的手套。用于接触无菌组织或器官，以及破损的黏膜或皮肤。

6.3.2 消毒手套

消毒手套是指经消毒处理，按 GB 15979—2002《一次性使用卫生用品卫生标准》的方法检测，细菌菌落总数≤ 20CFU/g，不得检出大肠菌群、铜绿假单胞菌、金黄色葡萄球菌、真菌及其他致病菌的手套。用于接触完整的黏膜或微小的破损皮肤。

6.3.3 卫生手套

卫生手套是指按《一次性使用卫生用品卫生标准》的方法检测，细菌菌落总数≤ 200CFU/g、真菌菌落总数≤ 100CFU/g，不得检出大肠菌群、铜绿假单胞菌、金黄色葡萄球菌及其他致病菌的手套。用于接触完整皮肤、环境和用品。

6.4 足部防护用品

足部防护用品分为可重复使用的防护鞋（靴）和一次性使用的防护鞋套。根据感染预防的要求，要分别或同时具备防刺破、阻止血液和其他体液的渗透、防微粒等功能。

适用于：从潜在污染区进入污染区或从缓冲间进入负压隔离病室，对传染病患者进行调查、消毒处置和传染病病原体检测。

第三部分

新型冠状病毒肺炎医院感染防控

PART 3

概述　新型冠状病毒肺炎医院感染防控管理经验

新型冠状病毒肺炎（简称新冠肺炎）作为一种新发传染病，已被纳入《中华人民共和国传染病防治法》规定的乙类传染病，并对其采取甲类传染病的预防、控制措施。新型冠状病毒属于 β 属冠状病毒，有包膜，颗粒呈圆形或椭圆形，常为多形性，直径为 60 ～ 140nm。疫情初期，对新型冠状病毒理化特性的认识多来自对 SARS-CoV 和 MERS-CoV 的研究。病毒对紫外线和热敏感，56℃条件下 30 分钟、乙醚、75% 乙醇溶液、含氯消毒剂、过氧乙酸和氯仿等脂溶剂均可有效灭活病毒，但氯己定溶液不能有效灭活病毒。目前所见传染源主要是新型冠状病毒感染的患者，无症状感染者也是传染源。其主要的传播途径是经呼吸道飞沫和密切接触传播；在相对封闭的环境中长时间暴露于高浓度气溶胶情况下也存在经气溶胶传播的可能。人群普遍易感。

截至 2020 年 2 月 24 日，国内文献报道共有 3387 名医务人员感染新型冠状病毒（包括确诊病例、疑似病例、临床诊断病例及无症状感染者，其中确诊病例 2055 名），其中约 40% 属于医院感染，均发生在疫情早期，感染的医务人员均有与患者密切、近距离接触史。浙江大学医学院附属第一医院作为浙江省定点收治医院之一，截至 2020 年 4 月 10 日，累计收治确诊病例 105 例，排除疑似病例 183 例，未发生医务人员及院内患者感染新型冠状病毒肺炎的事件。在对新冠肺炎疫情的防控工作中，做好医院感染防控是至关重要的。防控工作的重要内容是规范管理，避免医务人员和患者的院内感染。本院在新冠肺炎患者收治过程中制定并落实了一系列相关防控措施，经验汇总如下。

一、制定应急预案及流程

根据国家相继发布的《新型冠状病毒感染的肺炎诊疗方案》及《新型冠状病毒肺炎防控方案》，结合本院实际情况，制定新型冠状病毒肺炎应急流程，内容包括发热患者分诊流程、个人防护用品穿脱流程、检验标本采集转运流程、织物管理流程、日常及终末消毒流程、医疗废物处置流程、针刺伤处置流程、尸体处置流程、隔离发热门诊工作人员健康管理流程等。结合院内具体风险，制定血液净化中心、手术室、内镜中心、放射科、介入中心等的新冠肺炎相关感染防控措施与流程。

二、隔离病房建筑布局改造，设施设备完善

医院统一部署，将病房尚未投入使用的新院区作为收治场所。因为新院区不是传染病专科医院，所以在收治患者前需要对布局及硬件进行改造。根据新型冠状病毒主要经呼吸道飞沫和接触传播的特点，按照医院隔离技术规范“三区两通道”布局要求，对发热门诊、隔离病房、隔离重症监护病房、放射科等进行建筑布局改造，设置清洁区、潜在污染区、污染区、患者通道、医务人员通道。在污染区及潜在污染区之间设置两个缓冲间。为最大限度地缩小污染区，缩短医务人员在污染区的工作时间，将隔离病房、隔离重症监护病房的医生办公室设于潜在污染区，尽量降低医务人员的暴露风险及管理成本；并对医务人员、患者、医疗废物转运、

标本转运、物品传递通道进行梳理。

有研究报道在粪便及尿液中分离到新型冠状病毒，提示新型冠状病毒存在粪–口传播的可能，结合传染病病房的污水、粪便经过消毒后方可与其他污水合并处理的要求，在改建的隔离病房楼及发热门诊对应的化粪池增加投氯设备，在化粪池内进行消毒预处理，增加污水站曝气装置及废气处理装置。改造后，每天采水样进行致病菌核酸检测以及余氯手工测试，确保总余氯量≥10mg/L，将粪便污染环境、食物导致的粪–口传播的风险降到最低。

为降低公用设施的接触频率，在隔离病区缓冲间内安装感应式手消毒设备。为减小空气中病原微生物浓度，在隔离病区及发热门诊的诊室、病房、护士站、缓冲区、医生办公室安装动态空气消毒设备。病区配备对讲设备，对轻症患者的问诊可通过对讲设备完成，尽量减少医务人员暴露在污染区的时间。

梳理空调及新风系统，根据感染风险进行使用调整。普通门诊及病房原则上可使用新风系统和风机盘管的中央空调，做好定时通风；有条件的科室使用动态空气消毒设备；关闭空调系统，安装空气消毒设备及独立取暖装置。

三、开展多元化培训

1. 现场培训

在收到国家卫健委发布的《新型冠状病毒感染的肺炎诊疗及防控等方案的通知》后，医院立即对相关科室进行培训，累计开展现场培训 30 余场；并根据国家、省、市最新卫生指南或规范，结合我院实际情况实时对培训内容进行修订及更新，保证其及时性、正确性。培训内容包括新型冠状病毒特点、流行病学特点、感染防控流程、防控措施等，覆盖全院医护、工勤、行政、保安、志愿者等人员，确保所有工作人员掌握防控要点，避免出现工作人员的院内感染。

2. 线上培训

根据新型冠状病毒主要经呼吸道飞沫和接触传播及新冠肺炎聚集性发病的特点，避免人员聚集，应用办公软件开展线上培训，全院工作人员可随时反复进行线上学习，并且医院可实时掌握完成学习人员的清单。制作防护用品穿脱教学视频并开展线上培训，全院员工可对照视频练习防护用品使用，为随时进入隔离区域工作做好准备。

3. 一对一考核培训

对全院所有驰援疫区、进入隔离病区以及存在密切接触隔离患者风险的医护人员、工勤人员等进行一对一防护用品穿脱示教讲解，并进行现场操作考核。所有人员需考核通过，方可进入相应岗位开展工作，确保能够最大限度地降低隔离区域工作人员因防护用品穿脱不当而发生职业暴露及院内感染的风险。

四、防护用品分级配备

为指导在岗医务人员做好个人防护，避免发生院内感染，根据国家及省卫健委的相关规范，结合部门及岗位的感染风险，制定并发布院内防护用品的使用细则，指导不同区域院内工作人员科学合理地选择和使用防护用品。院内所有医疗场所使用一次性医用外科口罩进行标准预防；并根据“优先保障高风险区域、高风险操作、高风险人员”的原则，结合具体岗位风险，对口罩、防护服等防护用品的使用和调配制定要求。

五、消毒管理

1. 环境消毒

对于隔离病房，做好日常消毒，每日至少 3 次；对于物体表面（简称物表），使用含氯消毒湿巾或含有效氯 1000mg/L 的消毒液进行擦拭；对于地面，使用含有效氯 1000mg/L 的消毒液拖地；对于患者外出检查 / 转运所使用的转运工具，做好终末消毒；专用电梯使用后，做好物表和地面消毒后对其进行通风。

2. 重复使用器械及其他物品管理

对于可重复使用的器械，用含氯消毒液进行预处理，以两层塑料袋逐层包装后放入密闭容器，做好标记后送消毒供应中心集中消毒处置。

3. 织物管理

患者使用的衣物、床单、被套、枕套，病区床帘、地巾，按照感染性织物处置，使用后就地用水溶性塑料袋密闭收集，鹅颈式封口，用配套扎带封装；再放入黄色无字塑料袋，鹅颈式封口，扎带封装，保证每层包装物不破损；最后放入黄色织物袋，做好特殊感染标识后送暂存点；装入密闭转运箱后在感染污染区用含氯消毒液消毒箱体，送洗衣房洗涤消毒。

六、人员管理

1. 确诊 / 疑似患者管理

疑似患者单人单间，病室内配备独立卫生间等生活设施，确保患者活动范围固定于隔离病室内。确诊患者床间距不小于 1.2m。患者病情好转后，满足连续 3 次及以上呼吸道标本检测阴性的方可出院，出院后继续居家隔离，并定期随访。

2. 员工管理

对发热门诊、隔离病区和相关科室的医护及工勤人员进行集中管理，为其设置独立的休息区域。在住宿条件允许的情况下，避免将不同区域的工作人员安排于同一房间住宿。

3. 发热门诊患者管理

将来院就诊的发热患者均安排至发热门诊就诊。门急诊发现发热或有新冠肺炎流行病学史及临床表现的患者，由专人引导至发热门诊就诊。对发热门诊挂号收费、药房、检验、放射影像功能区域范围进行物理隔断，固定发热门诊患者及陪护人员的活动范围，加强对重点高危人群的管理，降低发生交叉感染的风险。

4. 陪客及流动人员管理

根据感染风险控制“关口前移”的原则，为患者、陪护人员等所有来院人员测体温、发放口罩、填写问卷排查流行病学史（根据疫情变化实时调整排查地区）。限制住院患者陪护数量，提倡无陪护住院，减少病区内人员流动，降低发生交叉感染的风险。

七、特殊患者流程

考虑到新冠肺炎患者有其他诊疗的需求，完善特殊患者诊疗流程，包括新冠肺炎确诊 / 疑似患者手术流程、介入治疗流程及消化道内镜检查流程等。截至 2020 年 4 月 10 日，在负压手术间内已成功完成 1 例新冠肺炎患者的剖宫产术、2 例新冠肺炎患者的肺移植手术、1 例新冠肺炎患者的结肠癌切除手术；完成隔离重症监护室病区新冠重症患者床边气管镜和消化内镜的检查及治疗 150 余次；完成 1 例新冠肺炎患者临时起搏器安装；完成新冠肺炎患者的数字减影血管造影（digital substraction angiography, DSA）17 人次。

八、感染防控督导

1. 隔离病区感染防控督导

在各隔离病区及发热门诊设置感染防控督导岗，监督隔离病区内感染防控流程的落实及防护用品穿戴，做到实时监督提醒，避免因防护用品移位而发生的暴露。在此基础上，结合传染病管理的感染高风险特点，在感染防控重点环节安装摄像头，进行实时监控、视频监管，保证疫情防控工作有序落实。在隔离病区收住患者后，对病区内污染区、缓冲区、潜在污染区进行随机的环境物表样本采集，送实验室进行新型冠状病毒核酸测定。进一步确定隔离病区的感染防控流程，尤其消毒管理落实到位。

2. 普通病区感染防控督导

在普通病区内设置感染防控督导岗，巡查全院范围内的感染防控工作落实情况，重点督导医生、护士、志愿者、保安、工人、患者及其他流动人群防护用品佩戴和手卫生落实等情况，及时劝导、纠正不良和不规范行为，并督导病房人员及门禁管理。

3. 门急诊及公共区域感染防控督导

在门急诊及公共区域设置专门感染防控督导员，巡查全院范围内的感染防控工作落实情况，重点督导医生、护士、志愿者、保安、工勤等工作人员的防护用品正确穿戴和手卫生落实情况；督导所有来院就诊患者、陪护人员及其他流动人群的口罩佩戴情况，为未购买到口罩的人员发放口罩并指导其正确佩戴。

4. 督导反馈

在所有区域，对督导过程中发现的问题均进行现场督导并每日上报。将发现的问题汇总、反馈给相应部门，感染防控督导员定期复查前期问题的整改落实情况，确保形成“发现问题→问题整改→落实反馈”的闭环。

新冠肺炎防控是一个集束化的流程。防控工作的硬件条件是合理布局新冠肺炎患者筛查和救治的重点区域、重点部门；医疗机构内防控的第一道防线是做好标准预防，落实基础感染防控。只有做好各类人员培训、管理，做好患者管理和宣教，确保行为屏障的落实，才能切实隔离传染源，阻断传播途径，保障医疗安全，做好疫情防控。

第 7 章

新型冠状病毒肺炎疫情期间符合传染病标准的医院改造

突如其来的疫情，患者数量迅速增长，大大地超出了原有传染病医院的日常收治能力。国内秉承“集中患者、集中专家、集中资源、集中救治”的原则，将新冠肺炎患者集中收治于定点医院。不少定点医院（院区）需在短期内对原有医院（院区）进行临时改造，使之达到收治传染病患者的院感要求。

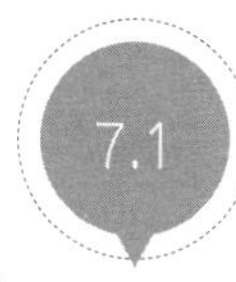

7.1 发热门诊与隔离病区“三区两通道”的改造

为扩增新冠肺炎患者的收治范围，基于传染病防治中“控制传染源，切断传播链，隔离易感人群”的基本原则，需对确诊患者、疑似患者、医务人员进行分区管理，做到分区明确、不交叉。病房按照疑似患者和确诊患者分区收治；在传染病病区工作的医务人员的临时住宿宜安排在同一栋建筑内的独立区域（见图 7-1）。

病区平面布置应严格按照“三区两通道”的要求进行改造和管理。“三区两通道”是为隔离患者与医务人员所划分的特殊区域和通道，三区即清洁区、污染区和半污染区，两通道是指医务人员通道和患者通道。人流、物流分开，设置独立污物通道。内走廊墙上应设置双门密闭式传递窗，用于为患者传递药品等。此布局适用于发热门诊和隔离病房。在污染区与半污染区之间设置了两个缓冲间，作为规范脱卸防护用品的区域。隔离病房改造示意（见图 7-2）。因固有建筑布局结构所限，现阶段改造后的医务人员通道仍存在无法实现单向循环的缺陷。但是，“三区两通道”主要通过设置物理屏障，规定和提醒医务人员规范自身行为。而行为隔离才是实现有效防护的核心。

发热门诊必须设立在相对独立的区域内，有明显的就诊行进路线标识，通风良好，远离门诊和病房大楼。发热门诊分设三个功能区。一是接诊区：设有分诊、挂号、收费、影像、化验、药房等，或实施一条龙服务，患者在发热门诊完成就诊过程，如需要做 CT 检查，宜在专用 CT 室，并设置好流程。二是隔离留观区：内设半污染区和污染区，半污染区设医护工作站、治疗室和换药室。三是医护工作区：内设清洁区和半污染区，清洁区设有休息室、库房、卫生间和清洁更衣室，半污染区按脱衣程序依次设更衣室和淋浴室。以上区域内的清洁区、半污染区、污染区之间必须有缓冲地带。根据上述要求进行改造。

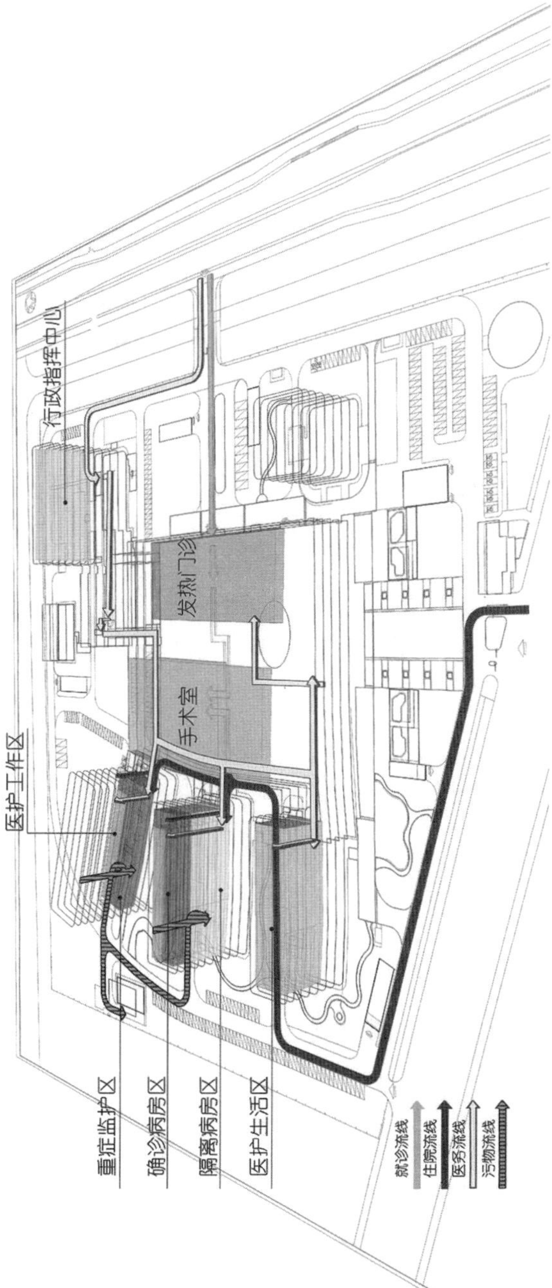

图 7-1　院区改造图示

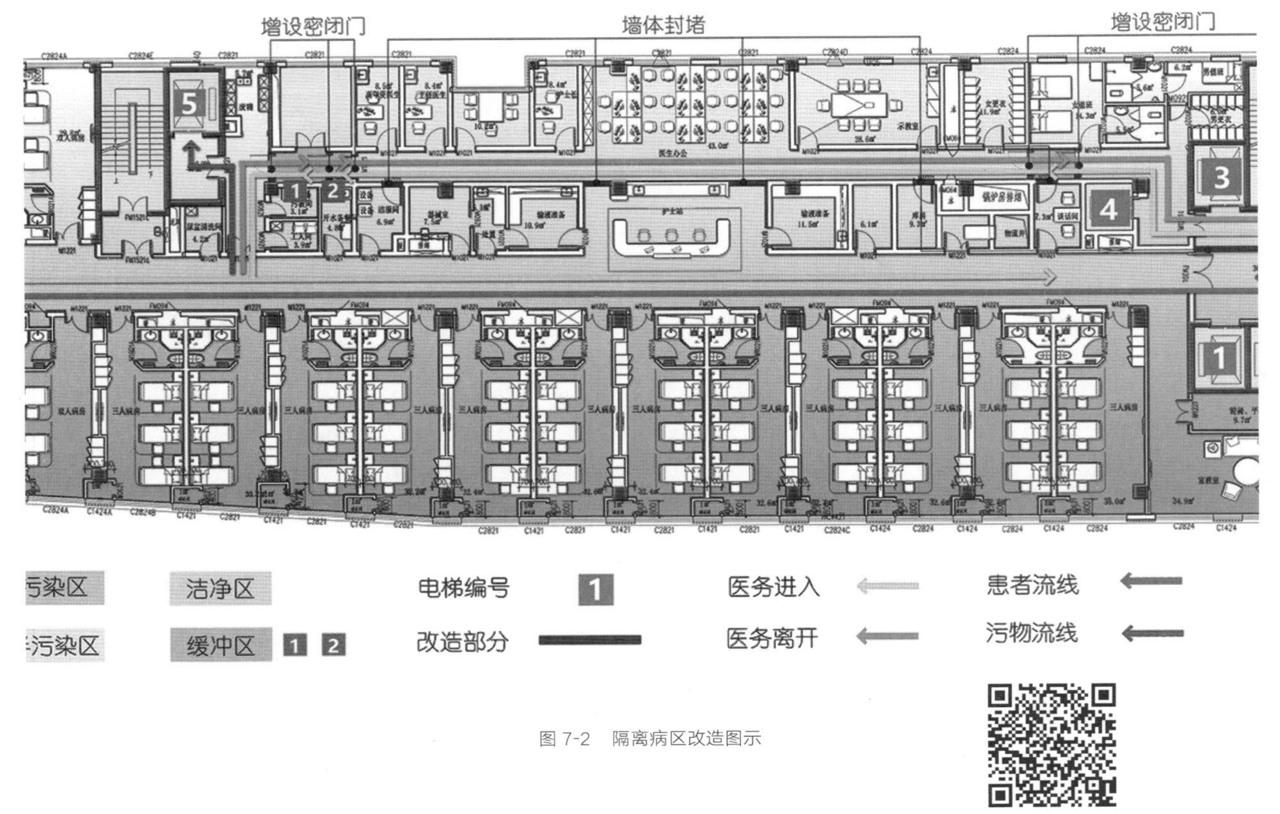

图 7-2　隔离病区改造图示

7.2 污水处理的改造与管理

由于在新冠肺炎确诊患者的粪便和尿液中分离到了新冠病毒，所以新冠病毒可能存在粪-口传播的风险。收治传染病（尤其有粪-口传播风险的传染病）患者的医疗机构必须对医院污水进行预处理，达到排放标准后才可将污水排入市政网污水系统。大型综合医院排水系统通常将污水、废水集中排入污水处理站，处理达标后排放。依照《医疗机构水污染物排放标准》（GB 18466—2005），与综合医疗机构相比，传染病医疗机构对污水处理需达到的标准有所提高，所排放的污水中，粪大肠菌群数少于100MPN/L，总余氯应达到 6.5 ～ 10mg/L。有传染病病房的综合医疗机构应将传染病病房污水与非传染病病房污水分开，传染病病房的污水、粪便经过消毒后方可与其他污水合并处理。因此，收治新冠肺炎疑似和确诊患者的综合医院应对污水处理设施进行临时改造。

对于临时改造的收治新冠肺炎患者的院区，污水处理系统改造点如下：①对传染病相关的病房门诊专门增加前段污废水预处理设置；②增加末端消毒池投氯量以及消毒池停留时间。

由于某些院区病房设置未按传染病病房考虑，无相应的预处理池，所以可以在病房楼及发热门诊对应的化粪池中增加投氯设备，在化粪池内进行消毒预处理（见图 7-3）。

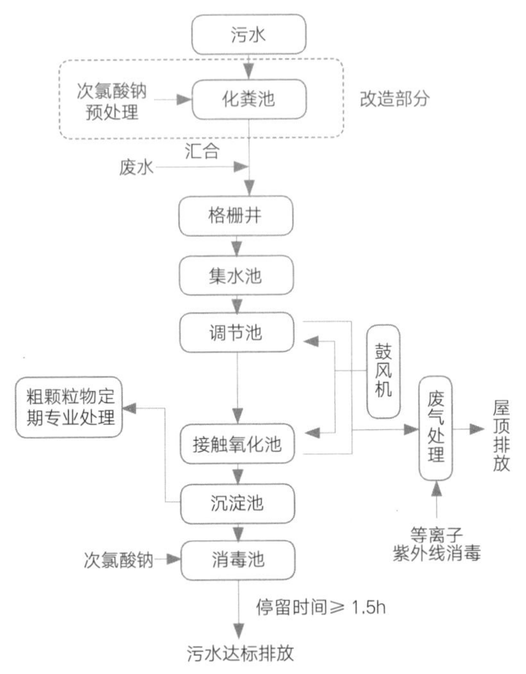

图 7-3　污水处理系统改造图示

污水处理管理及检测如下。

1. 值班人员从污水处理排放口取样检测余氯，每天 2 次。消毒池内安装余氯计实时在线检测，并有 pH 计、化学需氧量、生化需氧量实时在线检测。

2. 委托第三方每月对粪大肠菌群数进行取样检测。

3. 定期进入污染区，从化粪池出水口及污水处理站出水口取样进行致病病毒核酸检测。

4. 对工作人员进行院感培训，个人防护参照“8.1　新冠肺炎疫情期间医院防护用品管理”实施二级防护，实施污水取样。

第 8 章

新型冠状病毒肺炎医院感染防控流程

8.1 新冠肺炎疫情期间医院防护用品管理

8.1.1 新冠肺炎疫情期间医院防护用品目录及标准

分类		标准
口罩	医用防护口罩	符合 GB 19083-2010 N95、KN95 或其他同等级别
	医用外科口罩	符合 YY 0469-2011 或其他同等级别
	医用普通口罩	符合 YY 0969-2013 或其他同等级别
防护服、防护鞋套	A 类防护服	医用防护服，灭菌，符合 GB 19082-2009 及同等级别
	B 类防护服	紧急医用防护服，符合欧盟 EN 14126 标准并取得欧盟 CE 认证，或符合欧盟 EN 14605 type3、EN 14605 type 4、EN 13982 type 5 标准
	C 类防护服	化学防护服，无 EN 14605 及 EN 14126 标示
手术 / 隔离衣		符合 YY/T 0506 系列及以上标准
防护镜 / 隔离面罩		符合 GB 32166.1-2016 及以上标准
医用帽		符合 YY/T 1642-2019 及以上标准
手套	外科手套、检查手套等	符合 GB 7543-2006、GB 10213-2006 或 GB 24786-2009 及以上标准
消毒产品	手消毒液、消毒湿巾、消毒液等	具有消毒产品卫生安全评价报告

8.1.2 新冠肺炎疫情期间医院防护用品使用准则

防护等级	防护用品
一级防护	● 一次性工作帽 ● 一次性医用外科口罩 ● 工作服 ● 一次性隔离衣 ● 必要时戴一次性乳胶手套
二级防护	● 一次性工作帽 ● 医用防护口罩 ● 工作服 ● 一次性隔离衣和（或）医用防护服* ● 一次性乳胶手套 ● 必要时戴护目镜或防护面屏
三级防护	● 一次性工作帽 ● 医用防护口罩 ● 工作服 ● 一次性医用防护服 ● 一次性乳胶手套 ● 全面型呼吸防护器或正压式头套

*：对于甲类传染病，医务人员须穿医用防护服。新冠肺炎属于乙类传染病，按照甲类传染病管理。

标记说明：●必须佩戴　　○必要时可选

表格中所指一、二、三级防护，在不同区域和岗位中可结合感染风险，对防护用品有所调整。如：部分科室一级防护中可增加医用防护口罩；部分科室一级防护中无须穿隔离衣，在此表中防护级别均仍标为一级。

科室及病区			防护级别	一次性帽子	医用外科口罩	护目镜/防护面屏	医用防护口罩(N95)	正压式呼吸头套	工作衣	防护服	防水隔离衣	一次性乳胶手套
门急诊	普通门诊	普通门诊	一级	●	●				●			
		普通预检分诊	一级	●	●				●			
		普通门诊检验窗口	一级	●	●	○			●			●
	特殊专科门诊	消化内科、眼科、肛肠科	一级	●	●	○			●			○
		感染科、呼吸科	一级	●		○	●		●		●	●
		耳鼻喉科、口腔科	一级	●		●	●		●		●	●
	急诊	急诊（含预检分诊）	一级	●		○	●		●		○	○
	发热门诊	发热门诊收费、药房	一级	●		○	●		●		○	●
		发热门诊医护	二级	●		●	●		●	●		●
		发热门诊环境清洁消毒人员	二级	●		●	●		●	●	●	●
		支气管镜室（普通患者）	一级	●		●	●		●		●	●
		胃镜室、膀胱镜室（普通患者）	一级	●		●	●		●		●	●

续表

科室及病区		防护级别	一次性帽子	医用外科口罩	护目镜/防护面屏	医用防护口罩(N95)	正压式呼吸头套	工作衣	防护服	防水隔离衣	一次性乳胶手套
	检验科、放射科、B超等(新冠肺炎确诊/疑似患者)	二级	●		●	●		●	●		●
	检验科(新冠肺炎核酸检测)	三级	●		●	●	○	●	●		●
	普通病房	一级	●	●				●			
隔离病房	隔离病房	二级	●		●	●		●	●		●
	隔离病房环境清洁消毒人员	二级	●		●	●		●	●	●	●
	隔离重症监护室	二级	●		●	●	○	●	●		●
	新冠肺炎确诊/疑似患者气管插管、气管镜等	三级	●		●	●	○	●	●	●	●
	新冠肺炎确诊或疑似患者手术	三级	●		●	●	○	●	●	●	●
	新冠肺炎确诊或疑似患者病检/尸检	三级	●			●	●	●	●	●	●

备注：医疗场所的所有工作人员均佩戴医用外科口罩。
在医用防护服严重短缺而使用非医用标准防护服时，必须外加一次性防水隔离衣。
进入相应区域的所有工作人员按该区域防护用品标准进行穿戴。

参考资料：

1. 国家卫生健康委员会．新型冠状病毒感染的肺炎诊疗方案（试行第七版）.2020−03−03

2. 国家卫生健康委员会．新型冠状病毒感染的肺炎防控方案（试行第六版）.2020−03−03

3. 国家卫生健康委员会．关于印发不同群预防新型冠状病毒感染口罩选择与使用技术指引的通知.2020−02−05

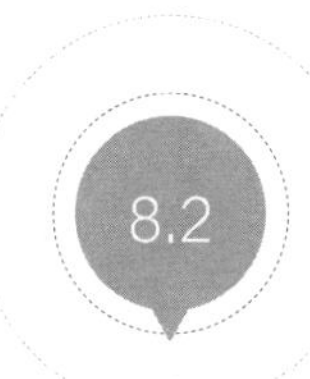

8.2 新冠肺炎相关个人防护用品穿脱流程

8.2.1 医用外科口罩佩戴流程

视频 1 口罩佩戴、脱卸流程

手卫生
↓
检查确定医用外科口罩完整无破损
↓
蓝色防水层朝外，将两侧耳带套在耳后
↓
双手轻拉口罩上下缘，撑开口罩
↓
双手轻轻压住口罩内铁丝
↓
从中间开始往两侧按压，按鼻梁形状进行塑形。尽量将铁丝固定在鼻翼上
↓
口罩下缘越过下颌骨，包裹面部

8.2.2 医用外科口罩脱卸流程

手卫生

↓

双手拎住双侧耳带，顺势脱下口罩

↓

紧捏耳带，简单对折（摘取过程避免手触碰到口罩外侧）

↓

将摘下的口罩妥善丢弃到医疗废物垃圾桶

↓

手卫生

8.2.3 医用防护口罩穿戴流程

手卫生

↓

选取大小合适的医用防护口罩，检查确定口罩完整无破损

↓

单手托住口罩外侧，将口罩对准鼻子和嘴巴佩戴

↓

另一只手将口罩下方带绕过头顶到脖子后，再将口罩上方带绕过头顶到枕后

↓

调整口罩位置及系带松紧度

↓

双手轻轻压住口罩内铁丝

↓

从中间开始往两侧按压，按鼻梁形状进行塑形。尽量将口罩内铁丝固定在鼻翼上

↓

口罩下缘包裹住下颌骨

↓

检查口罩气密性：
双手轻捧住口罩，使劲吹气，若感觉没有气体从缝隙中漏出，
则表示口罩密封性良好；
双手轻捧住口罩，使劲吸气，若口罩轻度内陷，则表示口罩密封性良好

8.2.4 医用防护口罩脱卸流程

手卫生

↓

方法一：抬高下颌，将下方系带提过头顶并用一只手下拉固定，
另一只手将上方系带提起，摘除口罩。
方法二：同时拎住两根系带，通过头顶，取下口罩
（摘取过程避免手触碰到口罩外侧）

↓

紧捏耳带，将口罩妥善丢弃到医疗废物垃圾桶

↓

手卫生

8.2.5 新冠肺炎相关个人防护用品穿戴流程

更换专用工作服、工作鞋

↓

执行手卫生

↓

戴一次性帽子

↓

戴医用防护口罩，戴护目镜

↓

戴里层一次性丁腈 / 乳胶手套

↓

穿防护服，穿一次性隔离衣（根据需要），戴正压呼吸头罩
/ 自吸过滤式全面罩（根据需要）
（对于无脚套的防护服，加穿防水靴套，靴套应将防护服全包裹在内）

↓

戴外层一次性乳胶手套

↓

穿戴完成，做适当伸展运动并检查密封性

↓

污染时更换外层一次性乳胶手套

8.2.6 新冠肺炎相关个人防护用品脱卸流程

视频 2　防护用品穿脱流程

污染区	手卫生，去除外表面肉眼可见的血液、体液污染物 ↓ 手卫生，更换手套 ↓ 摘去正压呼吸罩或自吸过滤式全面罩（根据需要） ↓ 手卫生 ↓ 脱一次性隔离衣（根据需要） ↓ 手卫生，更换手套
↓	
缓冲区 1 区	手卫生，脱防护服连外层手套（里面反转在外往下卷） （备注：如有防水靴套，一并脱去） ↓ 手卫生
↓	
缓冲区 2 区	手卫生，摘防护眼罩 ↓ 手卫生，摘口罩 ↓ 手卫生，摘帽子 ↓ 手卫生，脱里层一次性乳胶手套
↓	
清洗区	手卫生，沐浴更衣，进入清洁区

8.2.7 正压头套的穿戴流程

视频 3 戴正压头套

物品准备	检查确认设备完好、无损，安装正确，包括头罩、呼吸管、电池、流量校准管、主机（已安装过滤元件与腰带）等
安装主机	确认电池电量，将电池插入主机本体，确认电池安装紧固 ↓ 按下电源开关，听到短“嘟”的提示音后确认开机，此时指示灯缓慢闪烁 ↓ 确认系统状态，风机正常运行，此时指示灯停止缓慢闪烁 ↓ 在流量检查前应让电机运行一段时间，确保出风流量稳定。将流量校准管插入主机出风口，确认流量，此时指示球应位于流量校准管顶部
佩戴动力送风过滤呼吸系统	拔除流量校准管，将呼吸管连接至主机 ↓ 调整腰带长度，并佩戴好腰带，使主机能舒适地固定在腰部 ↓ 佩戴头罩，调整至视野清晰、颈部和肩部覆盖良好的状态 ↓ 将呼吸管连接至头罩，注意防止呼吸管绕在突出的物体上 ↓ 检查整体佩戴状态

8.2.8 正压头套的脱卸流程

视频 4 脱正压头套

分离呼吸管与头罩，将头罩小心摘下

↓

解除腰带

↓

分离呼吸管与主机

↓

长按电源开关，听到短“嘟”的提示音后确认电机关闭，待风机完全静止

↓

将电池与主机分拆

新冠肺炎疫情期间含氯消毒液的配制流程

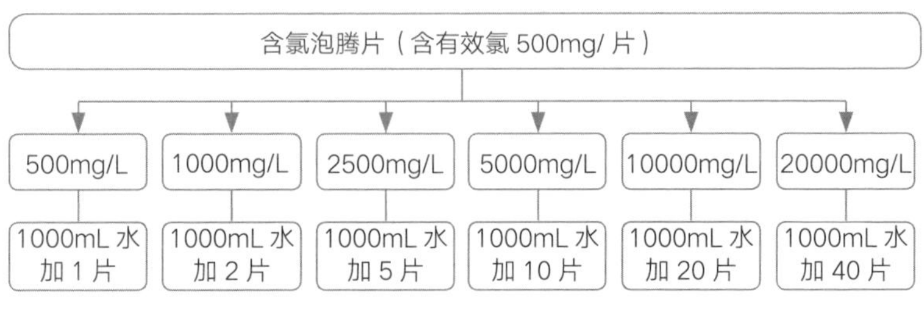

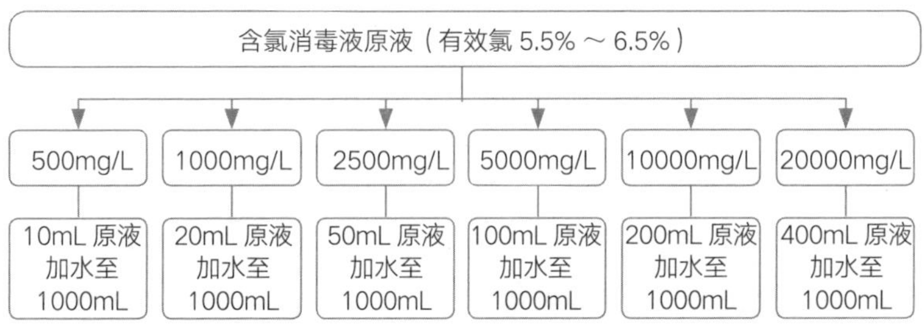

配制消毒液时的个人防护要求如下：

工作人员需按照所在区域要求穿戴防护用品（具体参照“8.1 新冠肺炎疫情期间医院防护用品管理”）；在上述基础上需佩戴防水围裙、护目镜或防护面罩、乳胶 / 橡胶手套、工作鞋。

新冠肺炎疫情期间门诊及急诊预检分诊流程

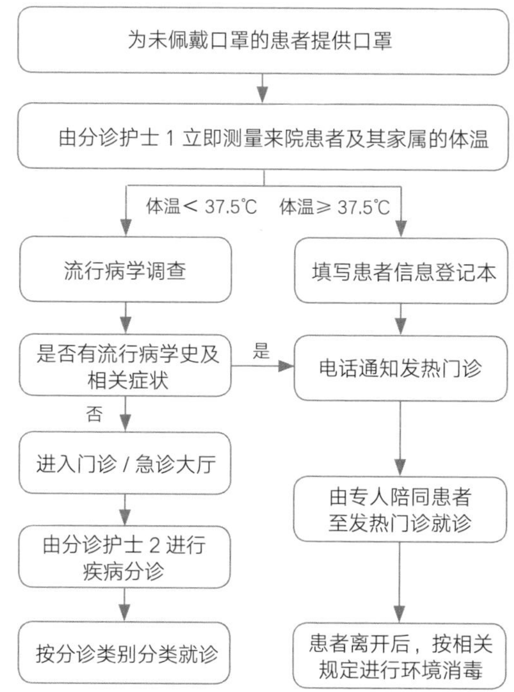

1. 门 / 急诊分诊护士的防护用品参照“8.1　新冠肺炎疫情期间医院防护用品管理”。

2. 陪同的工作人员穿戴一次性帽子、N95 口罩、面屏、隔离衣、手套。

8.5 新冠肺炎疫情期间发热门诊管理

新冠肺炎疫情期间，发热门诊设为 A 区（普通发热门诊）、B 区（新冠肺炎相关发热门诊），这是两个独立的治疗单元，功能配置齐全。

8.5.1 工作人员个人防护

1. 具体参照“8.1.2 新冠肺炎疫情期间医院防护用品使用准则”。关于个人防护用品的穿脱，工作人员必须经过严格培训和考核，考核合格后才能进入。

2. 将穿脱流程贴在墙上。

3. 设立感染防控督导岗，由感染防控督导员督查医务人员穿脱流程。

8.5.2 工作流程

1. 预检分诊

在发热门诊门口设立预检分诊处。将有新冠肺炎流行病学史的患者分诊到发热门诊 B 区就诊，而将无新冠肺炎流行病学史的患者分诊至发热门诊 A 区就诊。

2. 二次分诊

对进入发热门诊的患者进行二次分诊。为发热患者及其家属测量体温，初步筛查，测量生命体征，询问详细流行病学史并登记，识别危重型患者。对于发热门诊 A 区患者，按发热门诊常规流程；

对于发热门诊 B 区患者，按照疑似患者流程，落实单间隔离，根据问诊、影像学检查、化验结果等确定其是否需住院或居家隔离。

3. 流程闭环式管理

设置发热门诊专用区域、专用通道。设置药房、收费、检验专区。CT 检查时有专人护送，有专用路线。

4. 患者管理

（1）及时准确分诊：缩短患者在发热门诊滞留的时间。在疑似患者等候检查结果期间，实行单间隔离。

（2）病情观察：早期识别疑似患者和确诊危重型患者，快速筛查，分区诊治，重点关注患者生命体征及病情变化。根据医嘱对症治疗，及时排查转入专科诊治。

（3）疑似或确诊患者转运：患者在病情容许的情况下戴医用外科口罩，医务人员做好个人防护，按照专用路线将患者转运至隔离病区。

（4）宣教：指导患者及其家属正确佩戴口罩和洗手，做好咳嗽礼仪宣教。疫情期间，发热患者心理压力较大，普遍存在焦虑情绪，需要及时给予心理疏导，缓解其不良情绪。

具体流程如下。

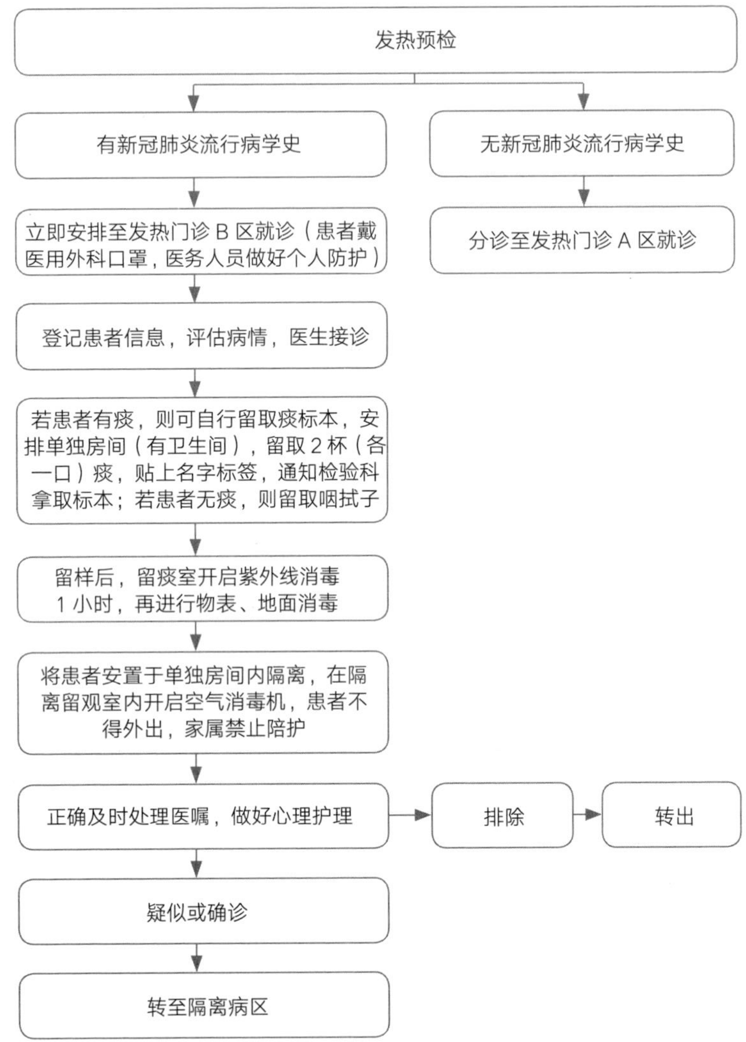

8.5.3 消　毒

具体参照“8.14　新冠肺炎相关病区日常消毒流程”，做好空气、物表、地面等的消毒，并做好登记。

8.6 新冠肺炎疫情期间防控工作中的感染防控督导

落实感染防控督导制度，组建医疗机构内感染防控应急队伍，进一步做好重大疫情防控的应对工作，督导全院各部门落实各项院内感染防控措施，减少感染防控风险，在医疗机构内的疫情防控工作中发挥重要作用。

8.6.1 感染防控督导的目的

1. 督导全院各部门、各科室落实防控措施，纠正不良感染防控行为，保证疫情期间各项相关制度和流程执行到位。

2. 及时发现感染防控风险，协调各部门采取措施，杜绝隐患，优化流程。

3. 通过督导工作强化全院员工、患者及其家属的感染防控意识，自觉主动遵循各项防控制度，落实各项防控措施。

8.6.2 感染防控督导团队组织构架

感染防控督导团队在分管院长的直接领导下开展工作，由医院感染管理部负责人担任组长，下设院科两级感染防控督导团队。

8.6.3 院科两级感染防控督导团队的建设

感染防控督导员是指经过培训，参与医疗机构感染防控监督与管理工作的相关人员。能发现并纠正医疗机构感染防控工作中存在的问题以及医疗活动中个人防护、操作等存在的感染隐患，并指导有职业暴露风险的医务人员做好个人防护。

科级督导员由临床科室原有的感染防控员兼职担任；科级督导员不在岗期间，由科室负责人协调人员代替，代替人员由原督导员负责交接与培训，确保督导在岗，督导区域无死角。

院级督导员主要为临时调配的临床医生和护士，全职进行督导；负责对科级督导工作落实情况进行督查，同时负责对科级督导员管理区域外的其他场所进行督导，查漏补缺。

8.6.4 感染防控督导员岗前培训

感染防控督导员需具备基本的感染防控知识，有发现防控隐患的能力，详细了解医院在疫情期间的感染管理措施，且能够对发现的问题做基本的判断、沟通、指导和纠正。

感染防控督导员岗前培训内容包括：医院针对新冠肺炎制定的各项感染防控制度和流程、新冠肺炎三级防护各等级防护用品的配备要求和适用场合、防护用品的正确穿脱、手卫生直接观察法、医疗废物处置要求及消毒隔离的要点等。针对防护用品，要细化到每个具体部门具体场合的穿戴要求，以便督查时准确判断防护措施是否达到标准。

8.6.5 感染防控督导工作方式

院科两级督导团队分别通过院科两级工作群进行联络与反馈。由感染管理部专职人员制定工作细则，并设立电子任务反馈清单。督导员每日上报所发现的问题及解决情况，感染管理部专职人员后台在线提供感染防控指导、答疑、部门间协调等。

8.6.6 感染防控督导的内容

对隔离区域(包括专用转运通道)、特殊实验室、医疗废物站等，主要通过监控系统对工作人员进行督导；对其他区域进行现场流动巡视。对所有进入医疗环境的人群均进行督导，实时纠正错误。

1. 防护用品的使用。通过监控，指导隔离病区工作人员在规定区域内正确穿脱防护用品，发现并及时纠正问题；在隔离病区外，由督导员用直接观察法发现问题，观察工作人员、患者及其家属是否按不同诊疗环境选择合适的防护用品，有无缺少防护、过度防护或错误防护，并进行现场劝导、纠正。

2. 手卫生。无论是否在隔离区域，均应加强手卫生宣教及督导，包括确定手卫生用品是否充足。

3. 消毒隔离的落实。主要观察空气、物表、地面的消毒落实情况，包括消毒的频次、消毒液浓度，以及人员限制、物品专用、洁污分区等。

4. 医疗废物的处置。主要观察隔离区域与非隔离区域是否分别按各自标准进行分类、封扎、存储与转运等。

5. 职业暴露。监测隔离病区工作人员的职业暴露情况，在发生暴露时及时进行干预，评估暴露风险，指导工作人员紧急进行有效处理，并及时上报。

6. 定期检查负压病房、负压监护室、负压手术室各区域的负压值参数。

7. 通过监控系统，与隔离区域内工作人员保持随时联系，观察工作人员的行为和精神状态，参与心理疏导等。

重点管控区域具体督导内容见文后附表 4 ~ 附表 6（附表 4：新冠肺炎发热门诊感染防控措施落实督导表；附表 5：新冠肺炎普通隔离病房感染防控督导表；附表 6：新冠肺炎重症监护隔离病房感染防控督导表）。

新冠肺炎确诊 / 疑似患者的隔离要求

8.7.1 患者安置要求

新冠肺炎确诊患者和疑似患者分病区安置，要求如下。

1. 确诊患者可同病室安置，床间距不小于 1.2m，病室内配备独立卫生间、封闭晾衣阳台等，确保患者活动范围固定于隔离病室内。

2. 疑似患者单人单间，病室内配备独立卫生间、封闭晾衣阳台等，确保患者活动范围固定于隔离病室内。

8.7.2 患者管理

1. 指导患者佩戴医用外科口罩，每 4 小时及污染时更换。

2. 指导患者做好咳嗽礼仪和手卫生。

3. 谢绝家属探视和陪护。

患者可通过电子通信设备与外界沟通。

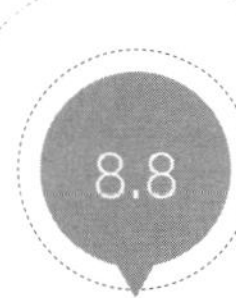

新冠肺炎确诊 / 疑似患者的送餐流程

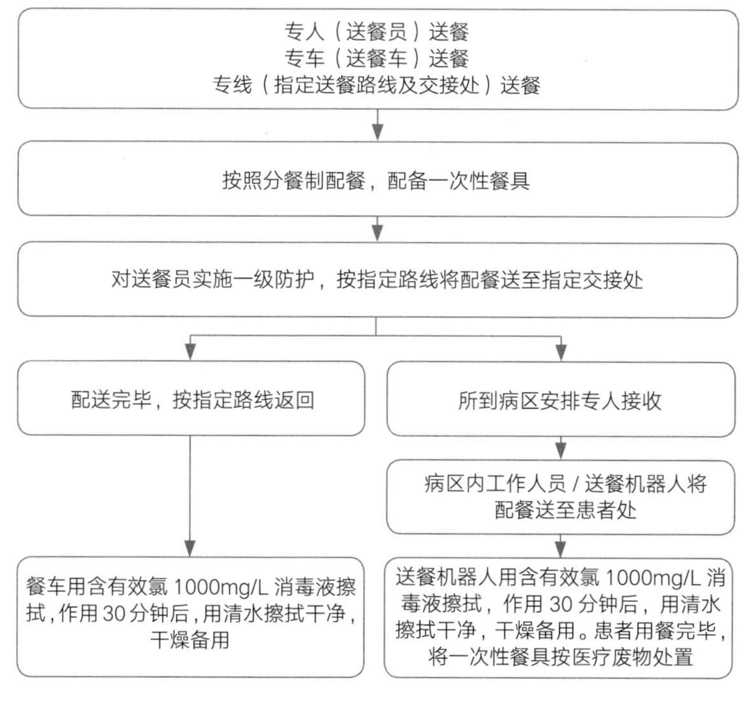

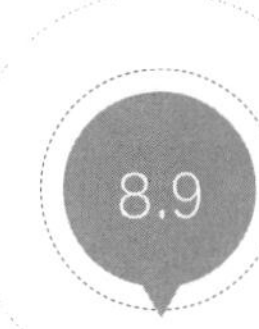

新冠肺炎患者入出院物品管理流程

患者在进入病区前更换患者服；
将个人物品及换下的衣服集中消毒处理后，存放于指定地点，
由医疗机构统一保管

↓

原则上，患者家属不能将生活用品送入病区

↓

患者出院时更换干净的衣服鞋子；
带出医院的物品需消毒处理
（对于无法消毒的物品，建议按照医疗废物处理）

新冠肺炎相关感染性织物消毒流程

品类	包括患者使用的衣物、床单、被套、枕套，病区床帘，环境清洁所使用的地巾
收集	第一层用一次性水溶性塑料袋包装，采用配套扎带封装； 第二层用黄色无字塑料袋包装，鹅颈式封口，用扎带封装（保证每层包装无破损）； 最后装黄色编织袋用扎带封口，贴特殊感染标识并写明科室名称
储存	注意与其他非新冠感染性织物分开暂存
运输	洗衣房运输工具专用，运送感染性织物后一用一消毒，用含有效氯1000mg/L 的消毒液擦拭，作用 30 分钟后用清水擦拭干净
洗涤	专机洗涤，使用含氯消毒剂洗涤消毒，消毒温度为 90℃，时间不少于 30 分钟

新冠肺炎相关呼吸机及附件清洁消毒流程

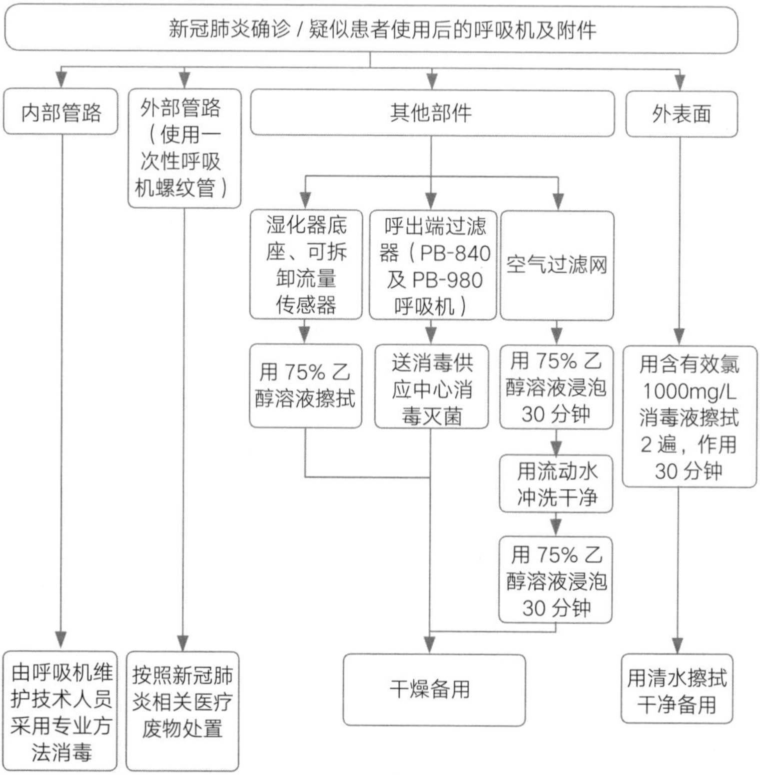

新冠肺炎确诊 / 疑似患者使用后的呼吸机及附件

- 内部管路 → 由呼吸机维护技术人员采用专业方法消毒
- 外部管路（使用一次性呼吸机螺纹管） → 按照新冠肺炎相关医疗废物处置
- 其他部件
  - 湿化器底座、可拆卸流量传感器 → 用 75% 乙醇溶液擦拭 → 干燥备用
  - 呼出端过滤器（PB-840 及 PB-980 呼吸机） → 送消毒供应中心消毒灭菌 → 干燥备用
  - 空气过滤网 → 用 75% 乙醇溶液浸泡 30 分钟 → 用流动水冲洗干净 → 用 75% 乙醇溶液浸泡 30 分钟 → 干燥备用
- 外表面 → 用含有效氯 1000mg/L 消毒液擦拭 2 遍，作用 30 分钟 → 用清水擦拭干净备用

新冠肺炎相关可重复用器械、物品预处理与消毒流程

8.12.1 内镜预处理

1. 消化内镜 / 纤维支气管镜床边预处理首选流程

新冠肺炎确诊 / 疑似患者使用后的消化内镜 / 纤维支气管镜

↓

立即用 0.23% 过氧乙酸的纱布擦拭内镜外表面

↓

仅将内镜头端放入置有 0.23% 过氧乙酸的一次性抽拉式塑料袋内，另一辅助护士抽紧塑料袋并打结（确保可能产生的气溶胶不外泄）

↓

注气、注水、吸引，按先洁后污的顺序关闭主机等设备，卸除内镜（操作流程按照《软式内镜清洗消毒技术规范》执行）

↓

将消化内镜 / 纤维支气管镜水平放置在内镜转运袋（防水材质）中，扎紧袋口，确保转运袋处于密闭状态

↓

再将内镜转运袋放置于清洁的双层黄色塑料袋中，封住袋口（袋口喷撒含有效氯 1000mg/L 的消毒液）

↓

放入密闭的转运箱内，然后用含氯消毒湿巾仔细擦拭转运箱外表面，箱外标记“新冠肺炎感染”

↓

按预先设定的专用指定路线转运至内镜中心清洗消毒室

注：如无法进行过氧乙酸预处理，则可采用“消化内镜 / 纤维支气管镜床边预处理备选流程”（见下一页）。

2. 消化内镜 / 纤维支气管镜床边预处理备选流程

新冠肺炎确诊 / 疑似患者使用后的内镜
（在无法进行过氧乙酸处理的条件下）

↓

预洗：立即用含酶液（1 : 100）的纱布擦拭内镜外表面和活塞 2 遍，连接的吸引管用含酶液（1 : 100）反复吸引至吸引瓶内 2 遍（或将内镜整体浸泡在酶液中 5 分钟）

↓

用清水或蒸馏水擦拭内镜表面和活塞，再次吸引清水或蒸馏水冲净内镜上的酶液

↓

消毒：内镜外表面和活塞用含 75% 乙醇溶液的纱布擦拭 2 遍，内腔用 50mL 注射器反复灌注 75% 乙醇溶液 2 遍，最后灌满管腔

↓

将内镜水平放置在内镜转运袋（防水材质）内并扎紧袋口，确保转运袋处于密闭状态

↓

再将内镜转运袋放置于清洁的双层黄色塑料袋中，封住袋口（袋口喷撒含有效氯 1000mg/L 的消毒液）

↓

放入“新冠肺炎感染”物品专用箱内，用含氯消毒湿巾仔细擦拭转运箱外表面，按预定路线转运至内镜中心清洗消毒室

8.12.2 消化内镜 / 纤维支气管镜内镜中心清洗消毒室处理流程

逐层打开封口，取出内镜，并将包裹的敷料按感染性废物处理

↓

将内镜及复用按钮放入 0.23% 过氧乙酸水槽中

↓

连接内镜各通道灌流管路，用 50mL 注射器往管路中注入 0.23% 过氧乙酸液体，使之充分充盈，静置 5 分钟

↓

卸除灌流管路，用一次性内镜专用清洗刷刷洗内镜各腔道及按钮（操作流程按照《软式内镜清洗消毒技术规范》执行）

↓

将按钮放入含酶超声波震荡仪中进行震荡，内镜连接各通道灌流管路，用 50mL 注射器往管路中注入 0.23% 过氧乙酸液体，持续冲洗 5 分钟，然后注入空气干燥 1 分钟

↓

用 50mL 注射器往管路中注入清水，持续冲洗 3 分钟，然后注入空气干燥 1 分钟

↓

测漏（操作流程按照《软式内镜清洗消毒技术规范》执行）

↓

放入全自动内镜洗消机，设置高水平消毒进行处理

↓

送消毒供应中心，进行环氧乙烷灭菌

8.12.3 其他可复用器械、物品（如缝合包、静切包等）预处理流程

预处理	当使用后的诊疗器械、器具和物品无明显污染物时，先用含有效氯 1000mg/L 消毒液浸泡至少 30 分钟；当有明显污染物时，用有效氯 5000mg/L 消毒液浸泡至少 30 分钟

↓

收集	浸泡后的诊疗器械、器具和物品用双层黄色无字塑料袋逐层包装，每层包装均采用鹅颈式封口，用扎口带封装，保证每层包装无破损，然后放入装运箱密闭放置，做好特殊感染标识，并写明科室名称，送消毒供应中心进行消毒灭菌

8.12.4 手术器械预处理及消毒流程

手术器械使用科室：用有效氯 5000mg/L 消毒液浸泡消毒 30 分钟，然后放入双层防渗漏收集袋中并封扎，在收集袋外表面标记"新冠肺炎感染"标识并置入密闭回收箱，通过专用电梯转运至消毒供应中心

↓

消毒供应中心：
人员要求：处置专区清洗人员穿戴一次性工作帽、一次性医用防护口罩（N95）、防护眼镜、防水袖套、双层手套，穿防护服（含靴套）、防水围裙、一次性鞋套。
用物准备：处置专区、单独清洗水池、专用清洗工具、指定清洗消毒设备，以及其他与清洗消毒相关的用物

↓

浸泡消毒：用有效氯 2000mg/L 消毒液浸泡 30 分钟，水面下刷洗器械的关节、齿牙、缝隙、管腔等处

↓

清洗消毒：将器械摆放于专用清洗架，选择 90℃消毒 5 分钟，机械清洗，热力消毒，A_0 值≥ 3000

↓

灭菌：进入检查包装区进行包装，选择高压蒸汽灭菌法或等离子低温灭菌法进行灭菌

新冠肺炎相关可重复用防护用品消毒流程

8.13.1 正压头套消毒流程

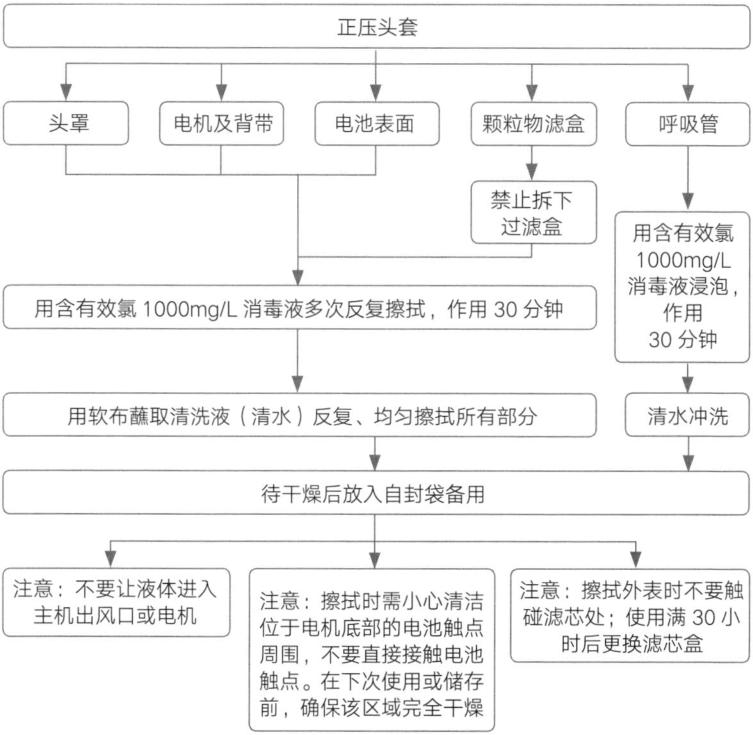

正压头套

头罩 / 电机及背带 / 电池表面 / 颗粒物滤盒 / 呼吸管

颗粒物滤盒 → 禁止拆下过滤盒

头罩、电机及背带、电池表面、禁止拆下过滤盒 → 用含有效氯 1000mg/L 消毒液多次反复擦拭，作用 30 分钟 → 用软布蘸取清洗液（清水）反复、均匀擦拭所有部分

呼吸管 → 用含有效氯 1000mg/L 消毒液浸泡，作用 30 分钟 → 清水冲洗

→ 待干燥后放入自封袋备用

注意：不要让液体进入主机出风口或电机

注意：擦拭时需小心清洁位于电机底部的电池触点周围，不要直接接触电池触点。在下次使用或储存前，确保该区域完全干燥

注意：擦拭外表时不要触碰滤芯处；使用满 30 小时后更换滤芯盒

注：1.“使用满 30 小时后更换滤芯盒”应根据不同品牌正压头套的说明书进行调整。
2.“头罩”根据产品说明书使用，如头罩是一次性的，则一用一抛弃。

8.13.2 防护眼镜 / 防护面屏消毒流程

在防护用品紧缺的情况下，防护眼镜 / 防护面屏可消毒复用，流程如下。

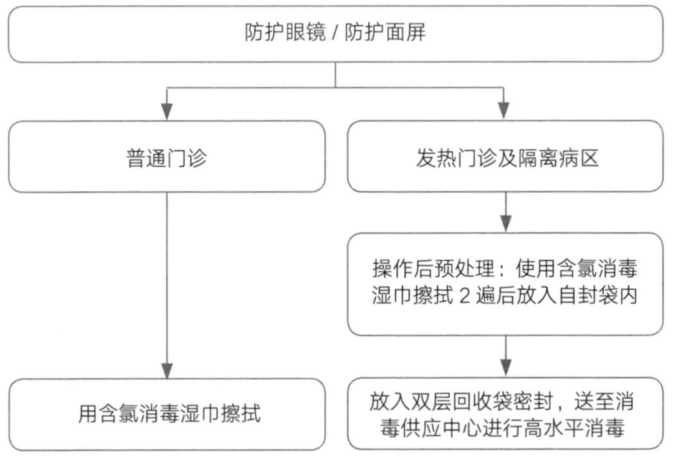

防护眼镜 / 防护面屏经发热门诊及隔离病区预处理后由消毒供应中心回收，并按以下流程进行消毒。

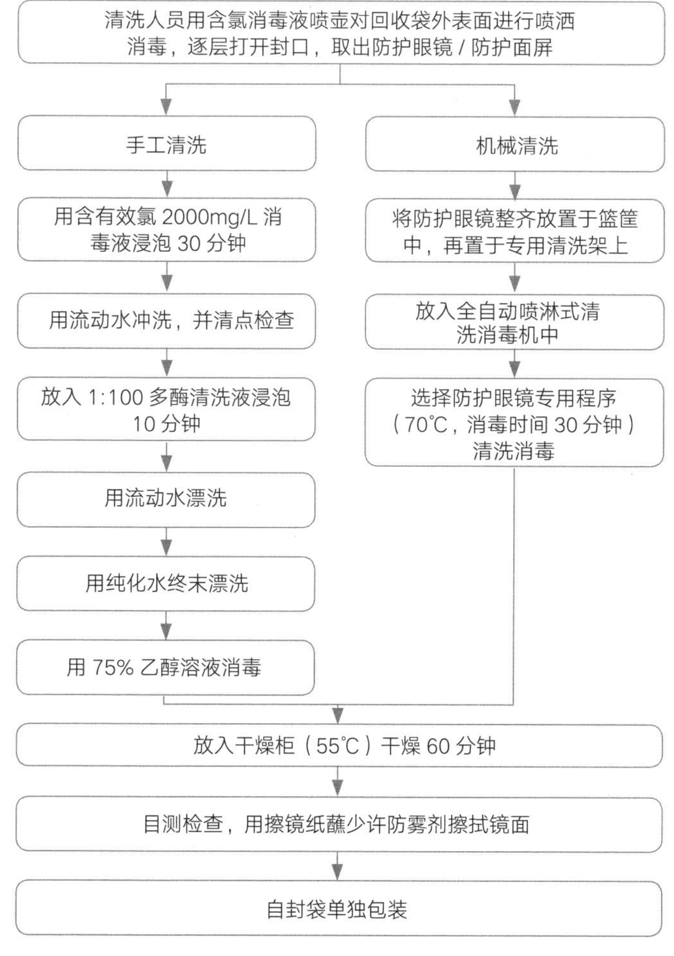

备注：防护面屏只能手工清洗、浸泡、消毒。

8.13.3 可视喉镜消毒流程

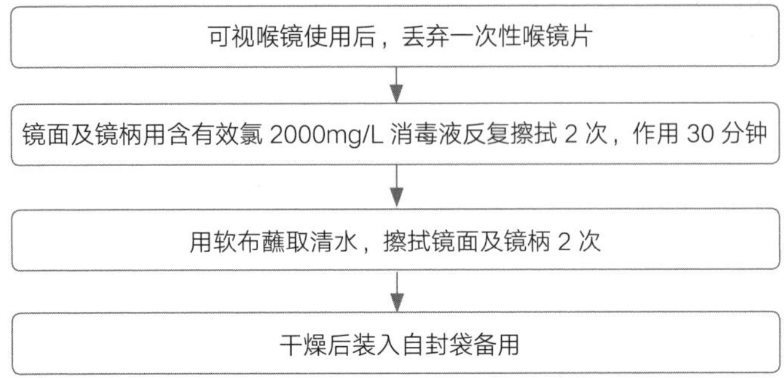

8.14 新冠肺炎相关病区日常消毒流程

8.14.1 地面的消毒

当有肉眼可见污染物时，应先完全清除污染物，然后进行消毒（参照“8.16　新冠肺炎患者血液、体液、呕吐物等溢出处理流程”）。当无肉眼可见污染物时，用含有效氯 1000mg/L 消毒液湿式拖地，消毒作用时间不少于 30 分钟。地面消毒，每日 3 次，若有污染则随时消毒。

8.14.2 物体表面的消毒

当诊疗设施、设备表面及床围栏、床头柜、家具、门把手等有肉眼可见污染物时，应先完全清除污染物，然后进行消毒（参照“8.16　新冠肺炎患者血液、体液、呕吐物等溢出处理流程”）。当无肉眼可见污染物时，用含有效氯 1000mg/L 消毒液或含氯消毒湿巾擦拭，作用 30 分钟后用清水擦拭干净。物体表面消毒，每日 3 次，若有污染则随时消毒。擦拭时应按从洁到污的顺序，先擦拭接触较少的物体表面，再擦拭经常接触的物体表面，最后擦拭卫生间。擦拭时，根据物体表面积大小及污染程度，及时更换消毒巾。

8.14.3 空气消毒

等离子空气消毒机可以在有人环境下使用，可持续运行进行空气消毒；在无等离子空气消毒机时，无人状态下也可以使用紫外线灯进行消毒，照射时间为 1 小时，每日 3 次。

8.14.4 日常消毒流程

日常消毒流程如下（有肉眼可见污染物时，待完全清除污染物后再进行消毒）。

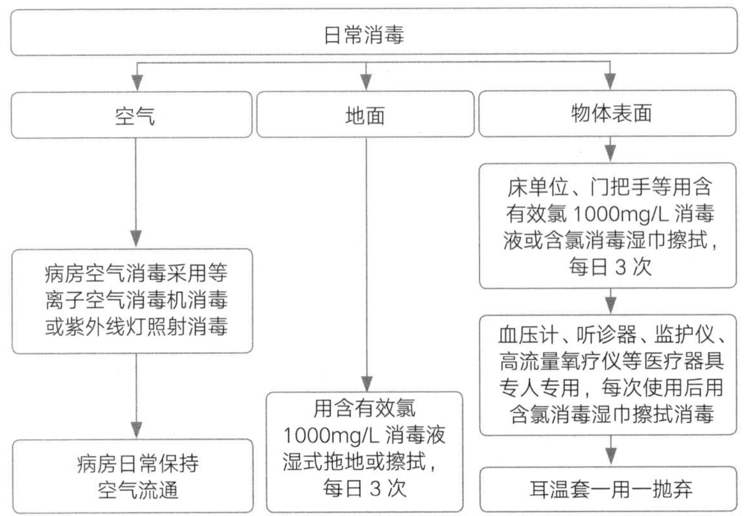

8.15 新冠肺炎相关病区终末消毒流程

8.15.1 消毒时机

终末消毒是指传染源离开有关场所后所进行的彻底消毒处理，如患者出院、转院、死亡后进行的病房空气、物体表面及地面的消毒。应确保终末消毒后，场所及其中的各种物品不再有病原体存在。

8.15.2 消毒原则

根据不同区域的污染状况、不同污染对象的属性和消毒现场的情况，选择合适的消毒方法和高效、环保的消毒药物，按照规定的作用浓度和作用时间进行消毒。

8.15.3 消毒范围和对象

（1）终末消毒范围：隔离病房、卫生间、患者通道、潜在污染区、发热门诊、病区检验室、CT 室、医疗废物暂存间，以及上述区域之间的连接通道、其他可能被污染的病区和场所等。

（2）终末消毒对象：隔离病区的室内空气、一般物体表面、诊疗设备、地面、墙面、空调系统、床上用品、医用织物、污染物（患者血液、分泌物、呕吐物等）、粪便污水、便盆、痰盂等。

8.15.4 个人防护

在终末消毒时实施二级防护，防护要求为一次性连体医用防护服、医用防护口罩（N95）、防护眼镜或防护面屏、一次性手套（乳胶或丁腈）、一次性脚套、一次性工作帽、长乳胶手套。

8.15.5 终末消毒程序

病室内消毒对象按照感染风险由高到低依次处理。

具体终末消毒流程如下。

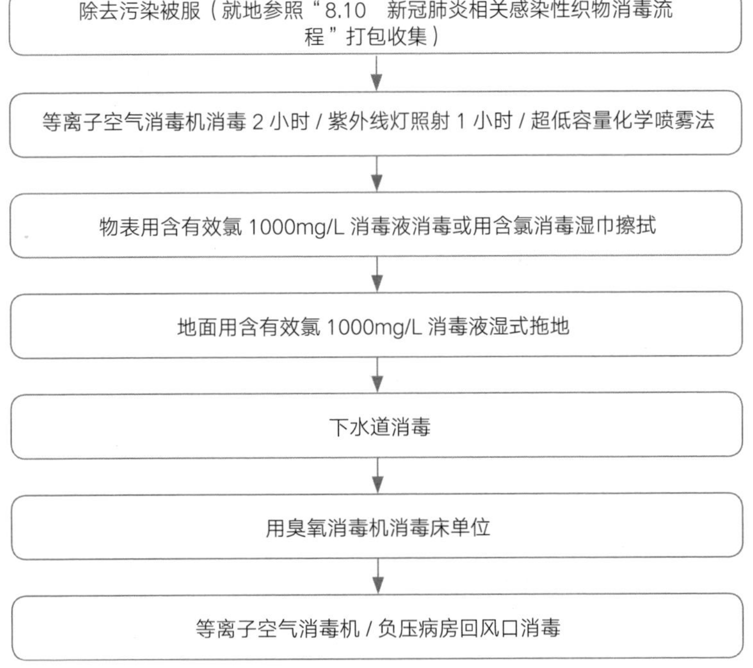

8.15.6　消毒方法

1. 空气消毒

（1）等离子空气消毒机或紫外线灯消毒。关闭门窗，用等离子空气消毒机进行空气消毒 2 小时或用紫外线灯消毒 1 小时，再开窗通风。

（2）超低容量化学喷雾法。

新型过氧化氢终末消毒法：干雾过氧化氢是最接近气态的过氧化氢颗粒。这种干雾在空气中不会沉降，接触表面后会反弹，扩散性更好，不留消毒灭菌死角。

消毒前准备如下。

①在病区门口摆放“消毒中，禁止人员出入”警示牌。

②喷雾前移除床上用品、窗帘等，另行消毒；用布单将室内易腐蚀的仪器设备（如监护仪、显示器）、金属床架和床栏杆等物品盖好（不锈钢、铝合金除外）。

③关闭门窗。

④消毒药物用过氧化氢消毒液，用量为 10 ～ 30mL/m^3。

人员撤离后开始进行喷雾消毒。在所有喷雾消毒结束后，等待 60 分钟，开窗通风 30 分钟以上。除去遮盖易腐物品的布单。在用干雾过氧化氢喷雾时，不能“人机共存”；过氧化氢对金属制品有腐蚀性，对织物有漂白作用。

2. 地面、墙壁消毒

当有可见污染物时，应先完全清除污染物，然后进行消毒。当无肉眼可见污染物时，可用含有效氯 1000mg/L 消毒液擦拭或喷洒消毒。消毒作用时间应不少于 30 分钟。

3. 物体表面消毒

当诊疗设施、设备表面以及床围栏、床头柜、家具、门把手等有肉眼可见污染物时，应先完全清除污染物，然后进行消毒。当无肉眼可见污染物时，用含有效氯 1000mg/L 消毒液进行喷洒、擦拭消毒，作用 30 分钟后用清水擦拭干净。当床垫和被褥无肉眼可见污染物时，用床单位消毒机进行彻底消毒；若床垫和被褥有肉眼可见污染物，则按医疗废物处置。

4. 织物处理

参照“8.10　新冠肺炎相关感染性织物消毒流程”执行。

5. 医疗用品处理

一次性医疗物品使用后按照“8.18　新冠肺炎相关医疗废物处理流程”处理，可重复用诊疗器械按照第 8 章“8.12　新冠肺炎相关可重复用器械物品预处理与消毒流程”处理。

6. 空气消毒设备处理

等离子空气消毒机滤网用含有效氯 1000mg/L 消毒液消毒，浸泡时间不少于 30 分钟，用清水冲洗，晾干备用。负压病房回风口用含有效氯 1000mg/L 消毒液喷洒消毒后，更换过滤网。

7. 下水道消毒

将含有效氯 2500mg/L 消毒液 3 ～ 4L 倒入卫生间，作用 30 分钟后冲掉，再重复 1 遍。最后用清水冲净。

新冠肺炎患者血液、体液、呕吐物等溢出处理流程

少量（＜10mL)血液、体液溢出

↓

用含氯消毒湿巾（含有效氯≥5000mg/L）覆盖作用后去除污染物，再用含氯消毒湿巾擦拭2遍［或用一次性吸水材料(如纱布、抹布等)，蘸取含有效氯5000mg/L消毒液消毒，小心移除］

大量（≥10mL)血液、体液溢出，做好警示标识

↓

方案A:
用清洁的吸附巾(含过氧乙酸，每张可吸附1L）吸附溢出液体，作用30分钟后，去除污染物后进行清洁，清除过程中避免接触污染物

方案B:
有大量污染物时，应使用含吸水成分的消毒粉或漂白粉完全覆盖，或用一次性吸水材料完全覆盖后用足量的含有效氯10000mg/L消毒液浇在吸水材料上，作用30分钟以上（或能达到高水平消毒的消毒干巾），小心清除干净

↓

溢出的患者排泄物、分泌物、呕吐物等应用专门容器收集，然后用含有效氯20000mg/L消毒液，按物、药比例1：2浸泡消毒2小时

↓

清除污染物后，对污染的环境、物体表面进行消毒；盛放污染物的容器可用含有效氯5000mg/L消毒液浸泡消毒30分钟，然后清洗干净

↓

处理过程中避免接触污染物，污染物按医疗废物集中处置

8.17 新冠肺炎患者排泄物及污水消毒处理流程

1. 如隔离病区排泄物排入处理池前有预处理措施（参照“7.2　污水处理的改造与管理”），在进入市政排水管网前需进行消毒处理，定时投加含氯消毒剂（初次投加，有效氯浓度在40mg/L 以上），并确保消毒 1.5 小时。排放标准要求达到《医疗机构水污染物排放标准》的相关规定，总余氯量达 10mg/L，并接受环保部门的定期质量检测。消毒后的污水应当符合《医疗机构水污染物排放标准》。

2. 如隔离病区排泄物排入处理池前无预处理措施，患者马桶内排泄物用含有效氯 20000mg/L 消毒剂，按粪、药比 1:2 浸泡消毒，盖上马桶盖作用半小时后，放水冲掉。

3. 如患者卧床不具备自主行动能力，则在便盆内预置垃圾袋，便后将排泄物打包后按医疗废物处理，以降低倾倒时的喷溅风险。

新冠肺炎相关医疗废物处理流程

新冠肺炎确诊 / 疑似患者的所有废弃物都应被视为医疗废物

↓

治疗中产生的医疗废物：
放入双层黄色垃圾袋，鹅颈式封口，用扎口带封扎，喷撒含有效氯 1000mg/L 消毒液，保证每层包装无破损

将利器置入塑料利器盒内，满 3/4 或达 48 小时后封口，封口后喷撒含有效氯 1000mg/L 消毒液

↓

贴上特殊感染标识，标记（医疗机构名称、日期、医疗废物类型、病房位置），置入医疗废物转运箱内后密闭转运

↓

指定专人每天定时回收病房医疗废物，按指定路线回收至医废暂存点，定点单独存放

↓

每日将单独存放的新冠肺炎相关医疗废物，与医疗废物处理公司双人交接，并登记签字

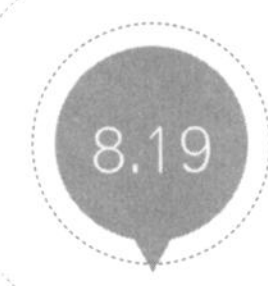

8.19 院区间新冠肺炎确诊/疑似患者转运及救护车终末消毒

8.19.1 原则

转运新冠肺炎疑似或确诊患者的救护车应专车专用。

转运工作人员应选择合适的个人防护用品。

对转运过程中确诊或疑似患者的呕吐物、患者接触过的物品及可能被污染的其他物品随时进行消毒。

转运任务完成后,做好对车内空间的终末消毒和外部整车的清洗。

8.19.2 个人防护要求

相关工作人员参照"8.1 新冠肺炎疫情期间医院防护用品使用准则"进行二级防护。

8.19.3 救护车的设备要求

救护车辆车载医疗设备(包括担架、心电监护仪、除颤仪、吸引器、吸氧装置)应定车专用，驾驶室与车厢严格密封隔离；车内配备医疗废物垃圾桶，以及防护用品、消毒用品、快速手消毒剂。

8.19.4 车内消毒

1. 车内空气

关闭车辆门窗后，用 3% ～ 5% 过氧化氢溶液（20mL/m^3）气溶胶喷雾进行消毒，作用 60 分钟后开窗通风；此外，也可用紫外线灯辐照或空气消毒机消毒 60 分钟。

2. 地面和物体表面

参照“8.15　新冠肺炎相关病区终末消毒流程”相关内容执行。

3. 救护车上产生的污染物

救护车上产生的污染物按《医疗废物管理条例》处理。

注意事项：负压救护车车窗一定要关闭；如果是非负压救护车，那么转运时应当开窗通风。

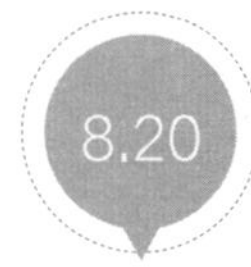

8.20 新冠肺炎确诊 / 疑似及隔离观察期患者尸体转运消毒流程

患者死亡	尽量减少尸体移动和搬运，应由经培训的工作人员在严密防护下及时处理
个人防护	工作人员做好个人防护：穿戴工作服、一次性工作帽、一次性手套和长袖加厚橡胶手套、医用一次性防护服、医用防护口罩或动力送风过滤式呼吸器、防护面屏、工作鞋或胶靴、防水靴套、防水围裙或防水隔离衣等
尸体处理	实施尸体护理，用含有效氯 3000 ～ 5000mg/L 消毒液或 0.5% 过氧乙酸棉球或纱布填塞患者口、鼻、耳、肛门、气管切开处等所有开放通道和创口
包裹	用浸有消毒液的双层布单包裹尸体，装入含有含氯消毒液的双层密闭防渗漏尸体袋
交接转运	由医院隔离病区工作人员经污染区专用电梯送出病区，派专用车辆直接送至指定地点尽快火化
终末消毒	对病室及电梯进行终末消毒

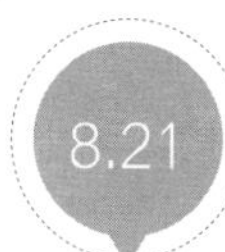

新冠肺炎相关工作人员职业暴露处理流程

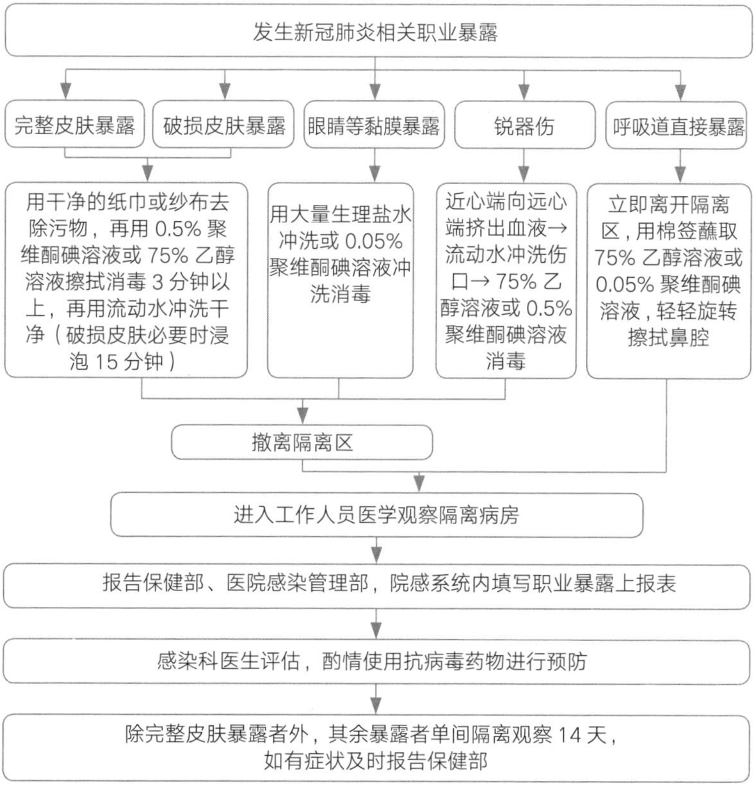

发生新冠肺炎相关职业暴露

- 完整皮肤暴露、破损皮肤暴露 → 用干净的纸巾或纱布去除污物，再用 0.5% 聚维酮碘溶液或 75% 乙醇溶液擦拭消毒 3 分钟以上，再用流动水冲洗干净（破损皮肤必要时浸泡 15 分钟）→ 撤离隔离区
- 眼睛等黏膜暴露 → 用大量生理盐水冲洗或 0.05% 聚维酮碘溶液冲洗消毒 → 撤离隔离区
- 锐器伤 → 近心端向远心端挤出血液→流动水冲洗伤口→ 75% 乙醇溶液或 0.5% 聚维酮碘溶液消毒 → 撤离隔离区
- 呼吸道直接暴露 → 立即离开隔离区，用棉签蘸取 75% 乙醇溶液或 0.05% 聚维酮碘溶液，轻轻旋转擦拭鼻腔

→ 进入工作人员医学观察隔离病房

→ 报告保健部、医院感染管理部，院感系统内填写职业暴露上报表

→ 感染科医生评估，酌情使用抗病毒药物进行预防

→ 除完整皮肤暴露者外，其余暴露者单间隔离观察 14 天，如有症状及时报告保健部

◎皮肤暴露：被大量肉眼可见的患者体液、血液、分泌物或排泄物等污物直接污染皮肤。

◎黏膜暴露：皮肤黏膜（如眼睛、呼吸道）被肉眼可见的患者体液、血液、分泌物或排泄物等污物直接污染。

◎锐器伤：被直接接触了确诊患者体液、血液、分泌物或排泄物等污物的锐器刺伤。

◎呼吸道直接暴露：在未戴口罩的确诊患者 1m 范围内口罩脱落，露口或鼻。

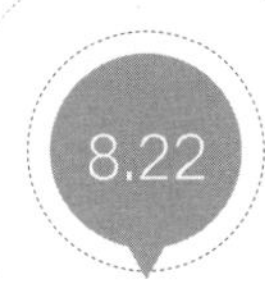

8.22 隔离病房及发热门诊的工作人员住宿及健康管理流程

8.22.1 人员范围

进入过新型冠状病毒隔离病房、隔离 ICU，密切接触过隔离患者的工作人员（包括会诊医生、辅助检查科室人员、插管医生、呼吸治疗师等）。

8.22.2 住宿要求

不能离开医院回家住宿，一律留专用值班公寓住宿。避免到处走动，避免广泛接触。

8.22.3 健康管理

1. 由专人负责对工作人员进行体格检查，建立个人健康档案。

2. 工作中，由负责人早晚两次汇总工作人员的身体状况；健康管理专职人员不定期巡视并汇报医务部，由专家协助解决工作人员的心理、生理问题。

3. 正常者继续工作；有相关症状和体征者，上报医院感染管理部及保健部。

4. 如出现发热、咳嗽、气短等相关症状和体征者，应当立即隔离，并进行相关检测、检查。

5. 将无有效防护下的职业暴露者上报医院感染管理部，安排进入工作人员医学观察病房留观，并采集标本进行检测。实行单人单间，隔离者未经允许不得出房间，饮食、衣物由专人送入，每日测量体温 2 次。观察期为 14 天。

隔离病房及发热门诊的工作人员值班公寓消毒流程

8.23.1 工人个人防护

参照“8.1.2　新冠肺炎疫情期间医院防护用品使用准则”的一级防护。

8.23.2 物表、地面的消毒

参照“8.14　新冠肺炎相关病区日常消毒流程”及第8章“8.15　新冠肺炎相关病区终末消毒流程”。

8.23.3 织物的处理

1. 品类：隔离病房及发热门诊工作人员使用过的衣物、床单、被套、枕套，床帘，环境清洁使用的地巾。

2. 收集方法：在床边密闭收集，用两层黄色无字塑料袋逐层包装，每层包装均采用鹅颈式封口，用扎口带封装，保证每层包装无破损，最后装黄色织物袋用扎带封口，做好特殊感染标识并写明楼层、名称，洗衣房派工人收集，每日2次。

3. 运输工具消毒：采用专用运输工具，运送织物后一用一消毒，用含有效氯1000mg/L消毒液擦拭。作用30分钟后，用清水擦拭干净。

8.23.4 医疗废物处理流程

1. 所有的垃圾应当被视为医疗废物。

2. 严格按照《医疗废物管理条例》的要求处理，参照“8.18　新冠肺炎相关医疗废物处理流程”。

8.24 新冠肺炎患者检验标本采集及转运流程

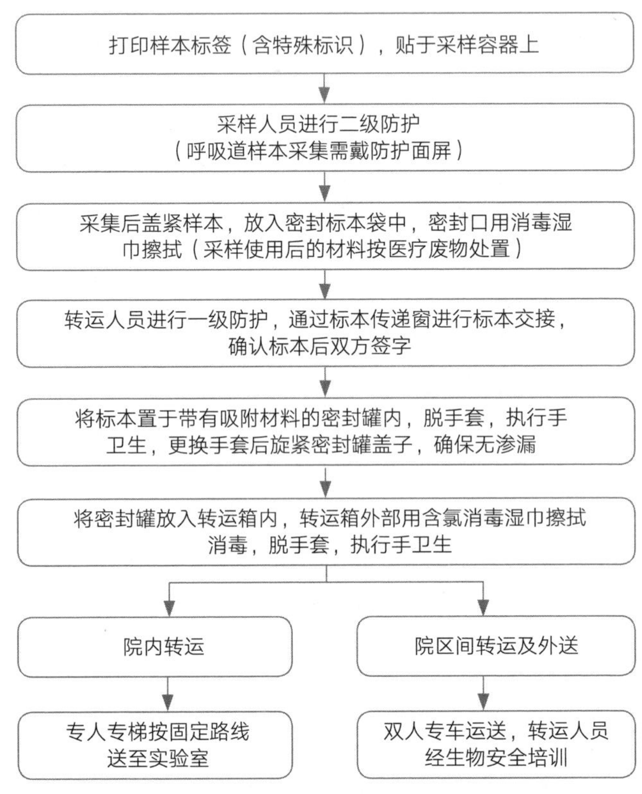

8.25 新冠肺炎患者相关手术感染防控流程

8.25.1 新冠肺炎患者手术室环境及人员防护要求

1. 安排新冠肺炎患者在负压手术间手术。提前开启负压手术间，保持适宜的温度、湿度及负压。备齐手术必需物品，不使用的仪器设备及物品全部移出手术间。

2. 尽量使用一次性的手术物品；手术开始前配置好含有效氯1000mg/L和5000mg/L消毒液备用。

3. 所有进入手术间参与手术的人员(包括手术医生、麻醉医生、洗手护士、手术室巡回护士）均在缓冲间穿戴好防护用品，防护用品穿戴严格参照“8.1.2　新冠肺炎疫情期间医院防护用品使用准则”。手术操作人员以及麻醉医生加戴正压头套。

4. 手术操作人员在以上防护用品的基础上穿戴一次性无菌手术衣和无菌手套。

5. 患者可根据情况戴一次性帽子及一次性医用外科口罩。

6. 安排缓冲间巡回护士在负压手术间医护缓冲区内负责物品传递。

7. 手术期间，关闭好缓冲间和手术间房门，手术间达到负压状态方可实施手术。

8. 杜绝无关人员进入手术间。

8.25.2 新冠肺炎患者手术离体组织（标本）送检流程

1. 将手术离体组织（标本）置入两层标本袋，放置于专用转运箱中，做好标识。

2. 交于送检人员及时转运，交接时需双方核对，签字确认。

3. 送检人员穿戴一次性工作帽、医用外科口罩、橡胶手套及一次性隔离衣。

4. 送检人员沿固定路线将标本运送至病理科，交接时需双方核对并签字确认。

8.25.3 新冠肺炎患者术后终末消毒处理流程

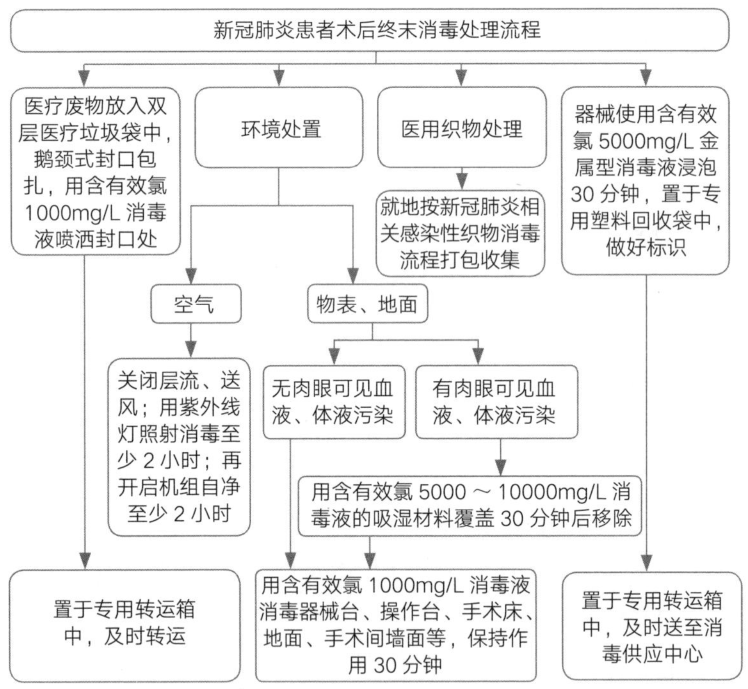

备注：负压手术间消毒处理完毕，再次使用前需进行物表空气检测，合格后方能使用。

新冠肺炎患者纸质病历消毒流程

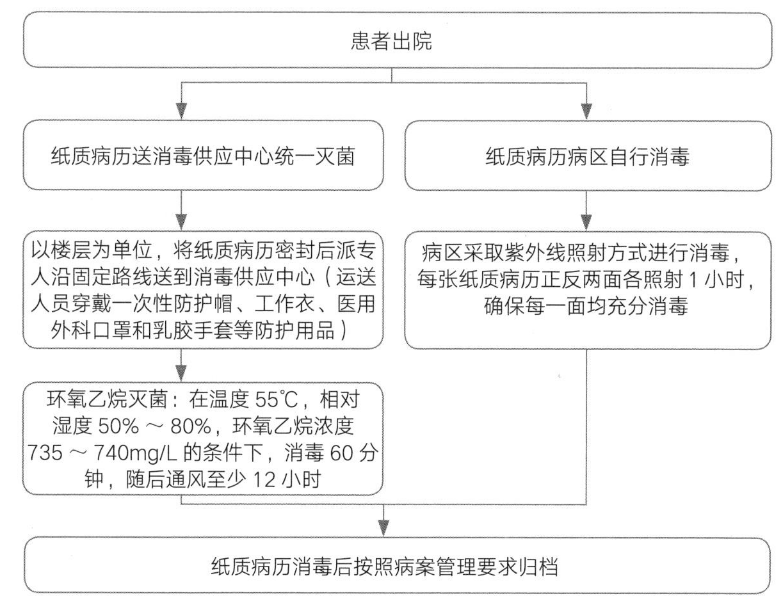

第 9 章

新型冠状病毒肺炎疫情期间专科相关感染防控流程

9.1 新冠肺炎疫情期间血液净化中心感染防控流程

疫情期间，凡新冠肺炎确诊 / 疑似患者一律转至定点院区，如患者因病情需要必须进行血液净化治疗，于定点院区隔离病房行床旁血液净化治疗。

非定点院区内来自疫情严重或持续发现确诊病例的国家、地区或本地有病例报告社区，尚处在 14 天隔离期内的患者，由主管医生评估血液净化的必要性及风险，必须治疗时，据风险行新冠病毒核酸检测和肺部 CT 检查，门诊患者放置隔离单间进行。

具体流程如下。

9.1.1 治疗前准备

1. 准备隔离单间，在隔离单间门口设置警示标识，配备免洗手消毒液。

2. 除按照血液净化治疗类型准备相关必需物品外，还需备齐防护用品，治疗时尽量使用一次性物品，防护用品脱除区域标识清晰，条件允许时设置隔断，配置免洗手消毒液及更换用手套。配制含有效氯 1000mg/L 消毒液的消毒湿巾用于上机后机器表面消毒，或遇污染时随手消毒。

3. 将本次治疗不使用的仪器设备及物品全部移出该隔离间。

4. 确认空调及空气净化设备是否与外部相通，如不是独立设备，断开空调及空气净化设备，贴封条。配备独立取暖设备及空气消毒设备。

5. 安排专岗护士（1 人）和负责内外物品传递的人员（固定）。专岗护士穿戴参考第 8 章“8.1.2　新冠肺炎疫情期间医院防护用品使用准则”进行二级防护，必要时加穿一次性隔离衣。负责内外物品传递的人员戴医用外科口罩，必要时戴一次性手套；传递物品不得进入隔离病房。

6. 设定患者进入隔离治疗间的路线。

7. 确认患者新冠病毒核酸检测和肺部 CT 检查的结果。

9.1.2　患者转接

1. 确保该类门诊患者来院途中有社区防控管理相关人员护送。到院后联系保安清障，按预定路线疏通道路，以减少无关人员暴露；需要电梯的联系物业备专用电梯并做好专梯消毒。

2. 患者和所有陪护人员全程佩戴一次性医用外科口罩。

3. 由隔离治疗室专岗护士做好防护后接收患者，并复核患者信息。

4. 治疗结束，在隔离间内为患者更换医用外科口罩，由专岗护士将患者送至隔离间门口附近，由社区防控管理相关人员同上法护送回居住地。

9.1.3　治疗中管理

1. 治疗期间，关闭好隔离间大门，禁止陪护。

2. 专岗护士在治疗过程中不得离开隔离间，有需要时，可通过电话联络外界，如使用手机应做好包装防护。

3. 杜绝无关人员进入该隔离间。

4. 患者治疗期间全程佩戴医用外科口罩，尽量避免进食，可携带便于食用的糖果等充饥。护士应做好宣教。

5. 治疗过程中，医护人员尽量与患者头面部保持 1 米以上距离，进行集中操作，如遇污染随手消毒。

6. 密切关注患者体温、有无咳嗽等，及时记录并汇报，必要时再次送检标本行新冠核酸筛查。

7. 注意隔离间空气流通，避免对流风，独立空气净化设备可持续开启。

9.1.4　治疗后处置

1. 医疗废物处置参照第 8 章“8.18　新冠肺炎相关医疗废物处理流程”。

2. 隔离间终末消毒参照第 8 章“8.15　新冠肺炎相关病区终末消毒流程”。

3. 防护用品在规定区域内脱卸，脱卸顺序参照第 8 章“8.2　新冠肺炎相关个人防护用品穿脱流程”。

9.2 新冠肺炎疫情期间手术安排及感染防控流程

疫情期间，凡新冠肺炎确诊 / 疑似患者一律转定点院区，如定点院区患者必须进行手术，则手术需在负压手术间进行（具体流程同第 8 章“8.25　新冠肺炎患者相关手术感染防控流程”）。

非定点院区内来自疫情严重或持续发现确诊病例的国家或地区，尚处在 14 天隔离期内的患者，由主管医生评估手术的必要性及风险，必须手术时需在负压手术间内进行，手术前完善肺部 CT 检查并送检标本行新冠核酸检测，进一步排查。

具体流程如下。

9.2.1　术前准备

1. 准备负压手术间，测试负压是否在正常范围内；在缓冲间及各防护用品脱除点配置免洗手消毒液及更换用手套。

2. 除按照手术类型准备齐全手术必需物品外，备齐防护用品。

3. 尽量使用一次性手术物品；手术开始前配置含有效氯 5000mg/L 消毒液用于物品以及器械的浸泡消毒；手术前在回风口过滤网适量喷洒含有效氯 1000mg/L 消毒液。

4. 将本次手术不使用的仪器设备及物品全部移出该手术间。

5. 手术中应配备至少两套负压吸引器（不能使用中心吸引器），患者进入手术间后，立即在患者头面部放置负压吸引管，以减少患者呼吸道分泌物在空气中的扩散。

6. 设手术间外第二巡回护士，负责内外物品的传递，第二巡回护士防护参考第 8 章“8.1.2　新冠肺炎疫情期间医院防护用品使用准则”进行二级防护，必要时加穿一次性隔离衣。

7. 手术医生、洗手护士、巡回护士防护参考“8.1.2　新冠肺炎疫情期间医院防护用品使用准则”进行二级防护，必要时加防护面屏或正压头套，手术医生、洗手护士外加一次性无菌手术衣、无菌手套，巡回护士戴外层一次性乳胶手套。

8. 如涉及气管插管等高感染风险操作，麻醉医生采取三级防护（加戴正压头套）。

9. 电话确认待手术患者已送检新冠病毒核酸检测筛查标本，并及时查看检测结果。

9.2.2　患者转接

1. 转运时，联系保安清障，疏通转运通道；联系物业准备专用电梯并做好专梯消毒，减少无关人员暴露。

2. 由临床科室负责患者运送前的体温测量，给患者戴好一次性帽子、一次性医用外科口罩，用一次性大单覆盖患者全身转运。

3. 转运人员做好个人防护，戴一次性帽子、一次性医用外科口罩 / 医用防护口罩（N95），穿一次性隔离衣 / 防护服，戴防护手套。

4. 手术室复核患者信息，由手术参与人员做好防护后在患者通道接收患者。应由专人提前清空专用路线附近人群，关闭附近通道、手术间及辅助用房大门。与病房护士进行交接，按设置的专用最近路线转运至负压手术间；进入手术间后，参与手术的所有人员不再出手术间。

5. 手术结束，在负压手术间内为患者更换医用外科口罩，采用一次性手术大单覆盖患者全身，手术间外的巡回护士和麻醉医师更换好防护用品后，由专用电梯送至隔离病房并做好交接工作。

6. 术后，患者入住单间隔离病房，病房内准备空气消毒设备和防护用品等，落实隔离、定时通风（避免对流）。

7. 手术室通道每次转运患者后用含有效氯 1000mg/L 消毒液消毒 30 分钟。

8. 清空病房走道，关闭附近病房大门，手术室转运床在隔离病房外过道就地使用含有效氯 1000mg/L 消毒液的湿巾擦拭，停放区域使用含有效氯 1000mg/L 消毒液拖拭 2 遍（15 ~ 30 分钟），彻底通风后方可开启附近普通病室大门。

9.2.3 术中管理

1. 手术期间，关闭缓冲间、手术间，手术间呈现负压（－5Pa 以下）状态后方可实施手术，尽量减少手术间开启频次。

2. 限制参与手术人数，参与手术的麻醉人员（3 医 2 麻 3 护）要有明确分工，避免混乱。

3. 参与手术的人员在手术过程中不得离开负压手术间。

4. 杜绝无关人员进入负压手术间。

5. 如果患者为非全麻状态，手术中则应全程佩戴医用外科口罩。如果患者为全麻状态，则应在气管插管与呼吸回路之间放置一次性过滤器，以减少对呼吸回路的污染。

6. 手术过程中，除对患者血液、分泌物、排泄物进行防护外，应格外防范气管插管、吸痰及使用带电外科设备过程中产生的气溶胶，麻醉医生在加强防护的基础上，必要时使用正压呼吸器；在使用电刀烧灼时，尽可能使用吸引器吸烟，以减少气溶胶的扩散。

7. 第二巡回护士在手术间缓冲区内活动，主要负责缓冲间与手术间之间的物品传递。

8. 患者在负压手术间复苏。

9.2.4 术后处置

1. 防护用品在规定区域内脱卸。

2. 防护用品脱卸顺序参照第 8 章“8.2　新冠肺炎相关个人防护用品脱卸流程”。

3. 医疗废物处置参照第 8 章“8.18　新冠肺炎相关医疗废物处理流程”。

4. 手术间处理。关闭层流和送风，使用紫外线全方位空气消毒 1 小时（首选），或使用过氧乙酸 / 过氧化氢喷雾消毒器消毒 2 小时，或使用双模式过氧化氢机器人消毒机密闭消毒 1 小时，手术间至少关闭 2 小时，再开启层流与通风。

5. 关注病毒筛检结果，若出现未排除新冠肺炎的情况，则需通知层流工程技术人员更换负压手术间过滤器。

6. 终末消毒参照第 8 章“8.15　新冠肺炎相关病区终末消毒流程”。

7. 手术室器械参照第 8 章“8.12　新冠肺炎相关可重复用器械物品预处理与消毒流程”。

8. 可复用正压头罩及护目镜处置参照第 8 章“8.13　新冠肺炎相关可重复用防护用品消毒流程”。

9. 需复用的织物参照第 8 章“8.10　新冠肺炎相关感染性织物消毒流程”。

10. 患者术中意外死亡的，尸体处理参照第 8 章“8.20　新冠肺炎确诊 / 疑似及隔离观察期患者尸体转运消毒流程”。

新冠肺炎疫情期间消化内镜中心感染防控流程

疫情期间，凡新冠肺炎确诊 / 疑似患者一律转至定点院区。在定点院区，如患者必须进行内镜检查，则需在定点院区隔离病房床边进行。

部分新冠肺炎患者可能仅以恶心、食欲减退、腹泻等消化道症状为首发表现，甚至存在部分无症状的病毒携带者，他们也具有传染性。这些就诊患者可能有接受内镜检查的需求。为此，消化内镜中心结合本院实际诊疗和感染防控特点，特制定以下措施。

9.3.1　检查前准备

1. 患者经患者通道进入（需佩戴医用外科口罩、套鞋套），进入前由报到处统一测量体温并出示健康码或调查流行病史，询问有无发热及呼吸道症状。如患者体温≥ 37.5℃或符合流行病史中的情况，除非抢救需要，否则需立即暂停内镜诊疗专人陪护，送至发热门诊排查；在提供抢救性治疗时，单独安排患者在隔离间予以诊疗，诊疗及接触工作人员需做好二级防护措施（参照第 8 章“8.1　新冠肺炎疫情期间医院防护用品管理”）。诊疗结束，立即将患者送至相关科室进行隔离治疗。

2. 医护人员从医护通道进入。工作区域所有人员必须严格按照医院感染防控要求做好个人防护（穿戴医用防护口罩、手术帽、护目镜或防护面罩、隔离衣）。

3. 所有诊室开启等离子空气消毒机并采取持续运行模式。

9.3.2 检查时管控

1. 检查期间严禁任何陪护人员进入诊疗区。每个诊疗室的门要及时关好。

2. 在患者病情允许的情况下，若进行肠镜检查，患者应全程佩戴医用外科口罩。

3. 医护人员严格执行手卫生，不论是否戴手套，在接触每一个患者前后、诊疗前后都应及时用完整的“七步洗手法”洗手。

9.3.3 检查后处置

1. 严格按照《医疗机构消毒技术规范》，做好医疗器械、污染物品、物体表面、地面等的清洁与消毒。

（1）所有内镜消毒、灭菌严格执行中华人民共和国卫生行业标准《软式内镜清洗消毒技术规范》（WS 507—2016）。

（2）复苏区、预约前台用含氯消毒湿巾消毒擦拭物体表面（2次/天），或选择含有效氯 500mg/L 消毒液擦拭，作用时间＞10 分钟。

（3）当内镜主机、治疗车等物表无血迹污染时，诊疗结束后用含有效氯 500mg/L 消毒液擦拭，作用 30 分钟后，用清水擦拭干净。

（4）被患者血液、体液、分泌物等污染物污染的医疗器械、物体、内镜主机表面等可用含有效氯 2500mg/L 消毒液消毒擦拭，作用时间＞30 分钟后用清水擦拭干净。被污染的地面用含有效氯 2500mg/L 消毒液喷洒消毒，作用时间＞30 分钟后清洁干净。

2. 按照《医院空气净化管理规范》要求进行空气消毒。

（1）开窗通风，保持空气流通，有新风系统需要通风，保证内镜中心的空气流通。

（2）必要时加用消毒喷雾消毒。

3. 在诊疗过程中产生的医疗废物，根据《医疗废物管理条例》和《医疗卫生机构医疗废物管理办法》有关规定予以处置和管理。

4. 工作人员进入生活区必须脱除隔离衣、护目镜或防护面罩，并做好手卫生。

9.4 新冠肺炎疫情期间口腔科门诊感染防控流程

新冠肺炎疫情期间，因口腔科诊疗操作的感染风险性高，遵照国家相关规定，口腔科门诊停诊，仅保留口腔颌面外科急诊。随着疫情的逐步控制，口腔科门诊遵循《关于浙江省口腔医疗机构新冠肺炎疫情开诊前后对防控工作建议》逐渐开展门诊诊疗工作，原则上不开展牙周超声洁治、牙齿种植植入手术和冠桥等牙体预备等操作时间较长、气溶胶产生较多的口腔择期手术和治疗。现结合口腔门诊诊疗的特点，制定以下感染防控措施。

9.4.1 开诊前准备

1. 工作人员的防护

医务人员每天上班换工作服、工作鞋。

进入诊间后洗手→戴帽子→戴 N95 口罩→戴全包式护目镜罩和防护面屏→穿防水隔离衣→戴乳胶手套。

2. 诊室的准备

（1）消毒。地面用含有效氯 500mg/L 消毒液湿拖；诊室仪器设备表面用消毒湿巾擦拭；空气用等离子空气消毒机消毒 2 小时。

（2）纯水管路。预放管道内滞留的纯水，再取样做微生物检查，检测合格后方可使用。纯水微生物检测每月 1 次。

（3）空气和物表做好微生物检测，每月 1 次。

（4）诊室环境整洁，每天定时开窗通风换气 3 次，每次半小时，保持室内空气流通。

（5）建议采用独立诊间，在有条件的情况下，最好隔间开诊。

3. 患者的准备

（1）采取预约制，控制患者就诊数量，避免人群聚集。

（2）就诊患者的就诊路线单向通行。

（3）患者就诊前在护士台填写流行病学调查表、测量体温、查看健康码，绿码者才能就诊。

（4）门口排队的患者间隔大于 1 米，叫到号子的患者方可入内就诊。在口腔门诊入口安排督导员，指导患者正确佩戴口罩。

9.4.2 诊疗时的管控

（1）患者在治疗前用 3% 过氧化氢溶液和 5% 聚维酮碘溶液按 1:2 配比，含漱 1 分钟，吐在杯子里，缓慢倒入痰盂。

（2）患者的陪同人员不能进入诊疗区域。

（3）医护人员严格执行手卫生，不论是否戴手套，在接触每一个患者前后、诊疗前后都应及时并用完整的“七步洗手法”洗手。

9.4.3 诊疗后的处置

1. 消　毒

（1）用等离子空气消毒机进行空气消毒，每天 3 次，每次 2 小时。定期清洗空气消毒机的滤网。

（2）地面用含有效氯 500mg/L 消毒液湿拖，每天 3 次。当有明显血体液污染时，随时清洁消毒。

（3）对仪器设备进行清洁消毒。一患者一擦拭消毒包括：牙椅、桌面、治疗台面等诊疗区域用消毒湿巾擦拭（使用避污膜覆盖的区域，避污膜需半天一换）；痰盂：一患者一清洁。

（4）患者使用后的痰盂、管路用含有效氯 500mg/L 消毒液消毒，每天 3 次。

（5）将可重复使用的诊疗器械密闭转运至消毒供应中心集中消毒灭菌。灭菌后的器械存储环境要符合规范，做到先进先出。

（6）暂停使用中央空调及新风系统。

2. 医废处理

医废处理参照第 8 章“8.18 新冠肺炎相关医疗废物处理流程”。

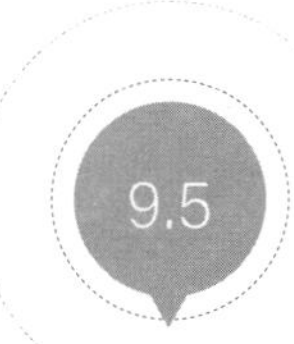

9.5 新冠肺炎疫情期间放射科、介入中心感染防控流程

9.5.1 工作人员防护

参照第 8 章“8.1　新冠肺炎疫情期间医院防护用品管理”。如行介入操作，需加穿一次性隔离衣。

9.5.2 放射检查感染防控流程

1. 定点院区

（1）CT 检查地点：A 机房（疑似、确诊患者为主）；B 机房（出院复查患者为主）。

（2）CT 检查顺序：先疑似患者，再确诊患者。

（3）检查时间：24 小时开放，确诊患者原则上集中时间段检查；疑似患者之间间隔 30 ~ 60 分钟检查；危重症患者临时联系，根据情况安排。

（4）CT 检查具体流程如下。

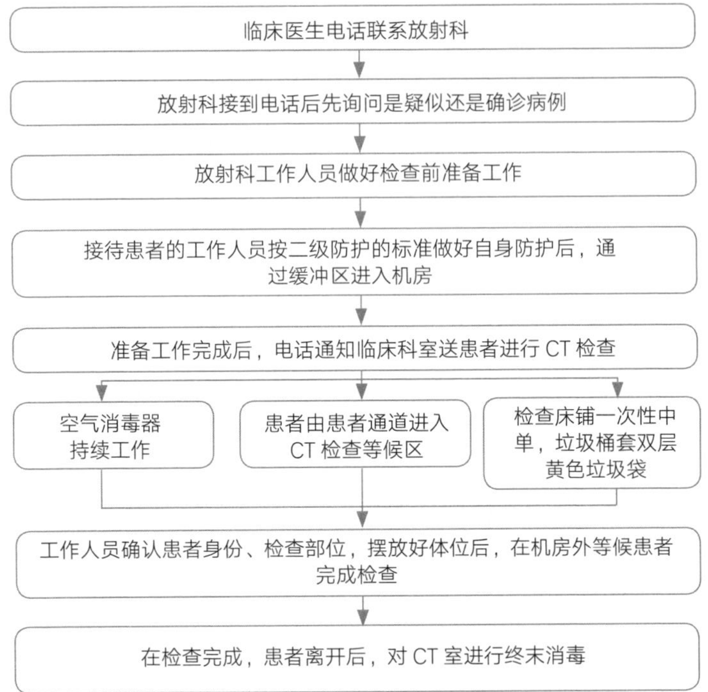

2. 非定点院区

非定点院区的具体检查流程参照定点院区 CT 检查具体流程。检查发现疑似新冠肺炎患者的处理流程如下。

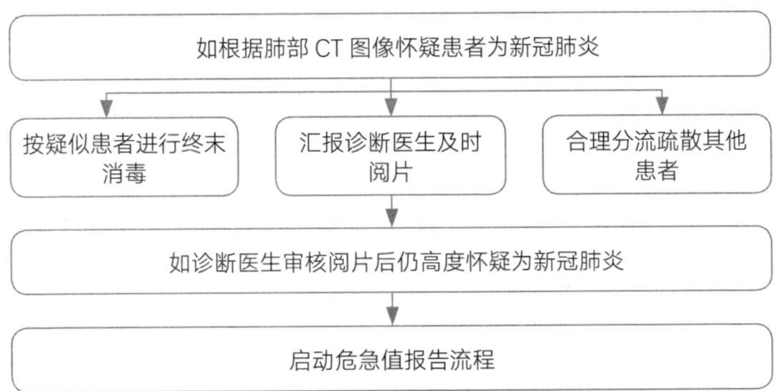

9.5.3 介入中心感染防控具体流程

疫情期间，凡新冠肺炎确诊 / 疑似患者一律转至定点院区。定点院区新冠肺炎患者介入治疗感染防控流程如下。

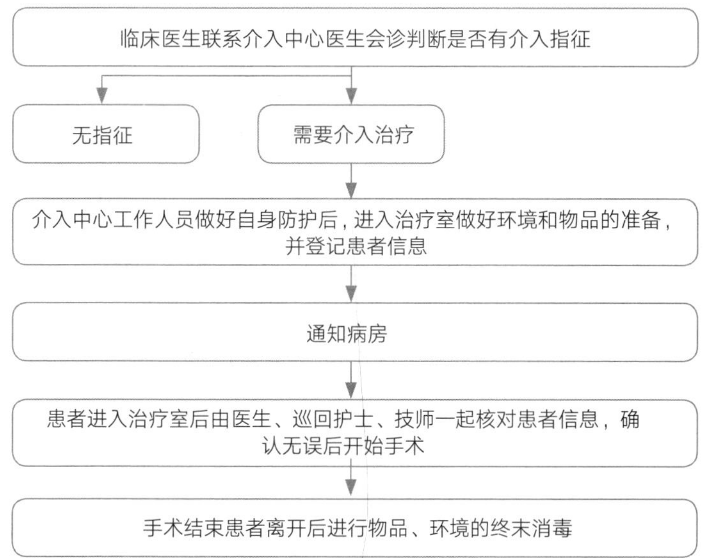

9.5.4 注意事项

1. 检查和（或）治疗顺序，先疑似患者，后确诊患者。

2. 不同新冠肺炎疑似患者检查之间需要进行终末消毒。

3. 新冠肺炎确诊患者可以连续检查完后进行终末消毒。

4. 终末消毒步骤参照第 8 章“8.15　新冠肺炎相关病区终末消毒流程”。

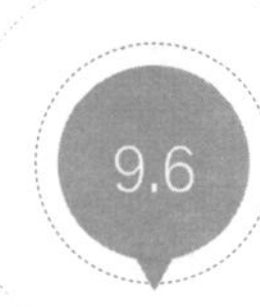

9.6 新冠肺炎疫情期间实验室新冠病毒核酸检测感染防控流程

新冠肺炎疫情期间，实验室新冠病毒核酸检测感染防控流程如下。

检验人员穿戴参照第 8 章“8.1　新冠肺炎疫情期间医院防护用品管理”进行三级防护

↓

在生物安全柜内打开密封标本袋，取出标本

↓

严格按照核酸基因扩增实验室标准流程进行试验
（可能产生气溶胶的操作步骤尽量安排在生物安全柜内进行）

↓

检测完成后，参照第 8 章“8.2　新冠肺炎相关个人防护用品穿脱流程”脱下防护服，按医疗废物处理

↓

实验室内新冠肺炎相关医疗废物需先经压力蒸汽灭菌，再参照第 8 章“8.18　新冠肺炎相关医疗废物处理流程”处置

↓

工作结束，实验室环境参照第 8 章“8.15　新冠肺炎相关病区终末消毒流程”进行消毒处置

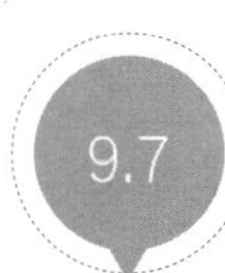

9.7 新冠肺炎疫情期间消毒供应中心感染防控流程

新冠肺炎患者使用过的各种器械、器具和医护人员使用过的各种可重复使用的防护用品均需送往消毒供应中心集中消毒灭菌。消毒供应中心的洗消工作感染风险增加，应将待消毒物品按规范收集、洗涤、消毒灭菌，同时做好工作人员的个人防护，避免感染。

9.7.1 空间布局

1. 去污区、检查包装及灭菌区和无菌物品存放区，分区明确，各区之间布缓冲间；去污区与检查包装及灭菌区之间设物品传递窗。

2. 需消毒灭菌物品由污到洁不逆流、不交叉。

9.7.2 新冠肺炎相关器械、物品下收流程

9.7.2.1. 准备工作

下收人员穿戴一次性圆帽、一次性 N95 口罩、一次性隔离衣、护目镜或防护面罩、双层乳胶手套、工作鞋，备“新冠肺炎感染”专用车（车上配置速干手消毒剂）和密闭箱。

9.7.2.2. 下收污染器械、物品

下收人员禁止直接进入发热门诊、隔离病房、隔离重症监护病房污染间，与使用科室在缓冲区交接登记。将装有污染器械、物品的双层密封塑料袋放至整理箱内（医务人员和患者用物分开装载回收），更换外层手套，立即盖紧整理箱盖，放入专车密闭，按固定路线返回去污区。手卫生后，更换手套，取出包装好的塑料袋，与去污区接收人员完成交接工作并记录。

9.7.2.3. 终末处理

遵循消毒一清洗一消毒原则，在洗车间进行消毒程序："新冠肺炎感染"洗车专用桶配置含有效氯 1000mg/L 消毒液，擦拭回收车和密闭箱，作用 30 分钟以上。原则：处理从污染较轻的部位开始，再处理污染较重部位，具体操作方法为由上至下，车门扶手重点擦拭，顺序为外部→下部→内部。消毒完毕，洗车专用桶和清洁布清洗消毒，干燥备用。

9.7.3 新冠肺炎相关器械和物品清洗、消毒、灭菌处理流程

送至消毒供应中心的器械及物品的具体处理流程如下。

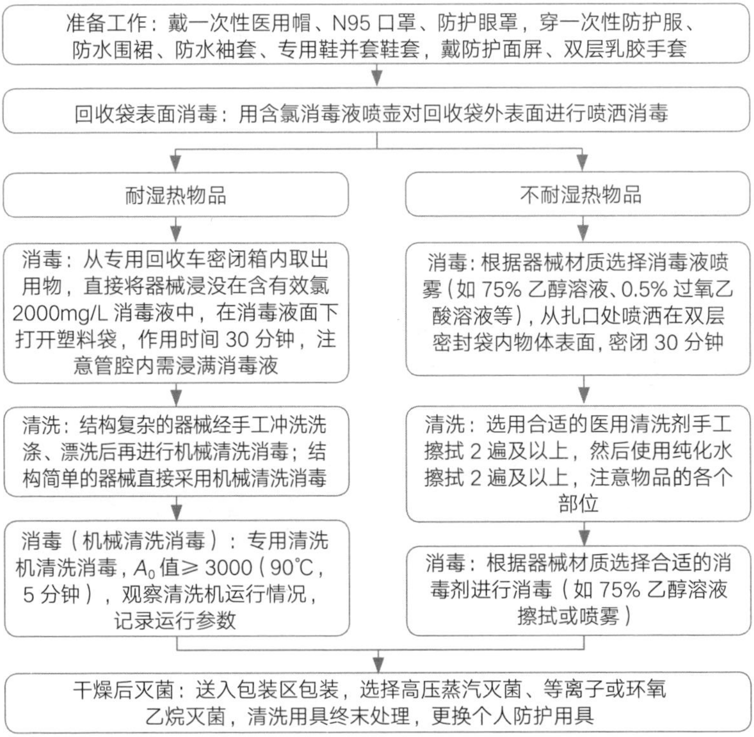

准备工作：戴一次性医用帽、N95 口罩、防护眼罩，穿一次性防护服、防水围裙、防水袖套、专用鞋并套鞋套，戴防护面屏、双层乳胶手套

↓

回收袋表面消毒：用含氯消毒液喷壶对回收袋外表面进行喷洒消毒

↓

耐湿热物品	不耐湿热物品
↓	↓
消毒：从专用回收车密闭箱内取出用物，直接将器械浸没在含有效氯 2000mg/L 消毒液中，在消毒液面下打开塑料袋，作用时间 30 分钟，注意管腔内需浸满消毒液	消毒：根据器械材质选择消毒液喷雾（如 75% 乙醇溶液、0.5% 过氧乙酸溶液等），从扎口处喷洒在双层密封袋内物体表面，密闭 30 分钟
↓	↓
清洗：结构复杂的器械经手工冲洗洗涤、漂洗后再进行机械清洗消毒；结构简单的器械直接采用机械清洗消毒	清洗：选用合适的医用清洗剂手工擦拭 2 遍及以上，然后使用纯化水擦拭 2 遍及以上，注意物品的各个部位
↓	↓
消毒（机械清洗消毒）：专用清洗机清洗消毒，A_0 值≥ 3000（90℃，5 分钟），观察清洗机运行情况，记录运行参数	消毒：根据器械材质选择合适的消毒剂进行消毒（如 75% 乙醇溶液擦拭或喷雾）

↓

干燥后灭菌：送入包装区包装，选择高压蒸汽灭菌、等离子或环氧乙烷灭菌，清洗用具终末处理，更换个人防护用具

9.7.4 存储及发放

将消毒灭菌完毕的器械、物品放无菌物品存放区，按需发放。

9.7.5 去污区清洗消毒用具清洗消毒流程

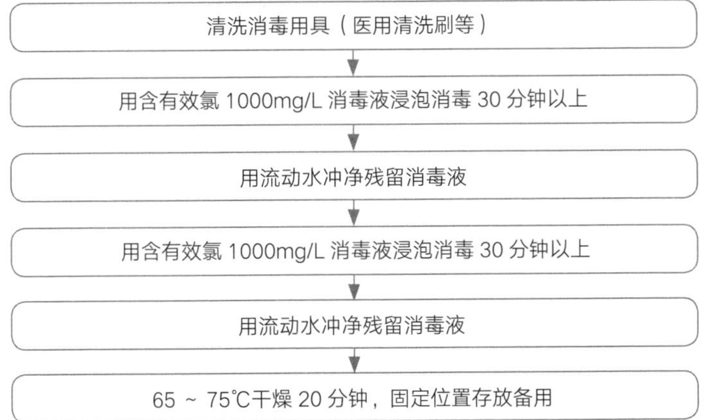

9.7.6 环境消毒

1. 空气消毒

在去污区，加强空气消毒，等离子空气消毒机持续运行；在检查包装及灭菌区和无菌物品存放区，加强新风换气。

2. 地面、物表消毒

污染区参照第 8 章“8.14　新冠肺炎相关病区日常消毒流程”及第 8 章“8.15　新冠肺炎相关病区终末消毒流程”，检查包装及灭菌区和无菌物品存放区做好清洁工作。

9.8 新冠肺炎疫情期间洗衣房感染防控流程

在新冠肺炎疫情期间，新冠肺炎患者使用后的医用织物洗涤消毒工作的感染风险增加，应严格按规范将医用织物分类、收集、洗涤、运输和发放，同时做好工作人员的个人防护，避免感染的发生。为此，制定新冠肺炎疫情期间洗衣房感染防控流程，具体如下。

9.8.1 空间布局

1. 污染区和清洁区标识清楚，污染区又分普通污染区和特殊感染污染区，各分区明确并有完整的物理隔断。工作人员在指定区域工作，不跨区。

2. 医用织物由洁到污不逆流、不交叉。

9.8.2 新冠肺炎相关医用织物收集、转运流程

1. 将新冠肺炎相关医用织物按要求分类、收集后，装入各密闭转运箱，由厢式货运车运输。

2. 由专人做好防护后卸车，将新冠肺炎患者使用后的医用织物转运至特殊感染污染区洗涤，将相关医护人员使用后的医用织物转运至普通污染区洗涤。

9.8.3 清洗流程

1. 特殊感染污染区

（1）特殊感染污染区由专人负责清洗。地巾和衣物分开用专

机清洗，标识清楚。

（2）清洗前轻柔地去除外包装袋，将装有可溶性包装袋的织物在密闭状态下直接和袋子一起投入洗涤设备清洗；对于没有装一次性可溶性塑料袋的地巾，轻缓地放入洗涤设备清洗。

（3）选择“洗涤和消毒同时进行”程序，宜选用热洗涤方法，要求洗涤温度为 90℃，洗涤时间为 30 分钟。具体洗涤方法参见洗涤设备操作说明书。

（4）使用清洁区专用烘干机烘干，将烘干温度设置在 80℃以上，烘干时间为 30 分钟。

（5）设置专台折叠打包，用专车将消毒后的物品送至医院周转库房。

2. 普通污染区

（1）新冠肺炎相关工作人员的医用织物在普通污染区由专人负责，专机清洗，并做好标识。

（2）清洗前轻柔地去除外包装袋，将医用织物轻缓地放入洗涤设备清洗。

（3）选择“洗涤和消毒同时进行”程序，宜选用热洗涤方法，要求洗涤温度为 75℃，洗涤时间为 30 分钟。

（4）使用清洁区专用烘干机烘干，将烘干温度设置在 80℃以上，烘干时间为 30 分钟。

（5）设置专台折叠打包，用专车将消毒后的物品送至医院周转库房。

9.8.4　工作人员个人防护

1. 回收工作人员的个人防护包括工作服、工作鞋、一次性帽子、医用防护口罩、全包式护目镜、一次性隔离衣及一次性乳胶手套。

2. 感染污染区工作人员的个人防护包括工作服、防水胶鞋、一次性帽子、医用防护口罩、全包式护目镜、防护服、一次性乳胶手套（可加戴长橡胶手套）及防护面屏。

3. 普通污染区工作人员的个人防护包括工作服、防水胶鞋、一次性帽子、医用外科口罩、护目镜、一次性隔离衣、一次性乳胶手套及防护面屏。

4. 清洁区工作人员的个人防护包括工作服、工作鞋、一次性帽子及医用外科口罩。

9.8.5　消　毒

1. 污染区地面、台面、墙面用含有效氯 1000mg/L 消毒液消毒，每天至少 3 次；用紫外线灯消毒空气至少 1 小时，每天至少 3 次。清洁区地面、台面、墙面每天清洁，每周用含有效氯 500mg/L 消毒液消毒 1 次。

2. 将医用织物投放入洗涤设备后，用含有效氯 1000mg/L 消毒液对设备舱门、附近区域及按钮进行擦拭消毒。

3. 织物袋一用一清洗。暂存车、运输车一用一消毒，用含有效氯 1000mg/L 消毒液擦拭并做好记录，运输车消毒后挂上已消毒标识牌。

第 10 章

新冠肺炎疫情期间援鄂医疗队感染防控相关流程

自新冠肺炎疫情在湖北暴发以来，出现大量需要收治的新冠肺炎患者，全国各地医疗队纷纷前往支援。当地多家非传染病医院也需要在短期内被改造为收治新冠肺炎患者的定点医院。对于疫情高风险地区，因地制宜，做好医疗队感染防控管理，是避免医务人员发生交叉感染、降低疫情扩散风险的重要措施之一。

援鄂医院病区设置及空间布局改造

以武汉某医院病区的改造为例。

10.1.1 医院环境改造

该医院为非传染病专科医院，建筑布局不符合传染病收治标准，各住院楼层相对独立，仅 A 楼与 B 楼有连廊相接。另外，病房各楼层布局呈“中央岛”式结构，无法在同一楼层进行严格的“三区两通道”分区。结合病区实际情况，将 A 楼整栋楼作为污染区收治隔离患者，B 楼整栋楼作为清洁区设为医务人员进出楼层，中间以连廊相接作为缓冲区。

10.1.2 污染区楼层改造

病区内按照患者病情轻、中、重程度，分 1、2、3 区进行管理。

收治患者病情最重的 3 区远离医生办公室与护士台，收治患者病情最轻的 1 区与护士台相邻。护士台和医生办公室为相对清洁环境。治疗室在护士台内侧，为病区内最清洁环境，仅限治疗班护士进入，且用于暴露情况的处理。

病区内分别设置医患进出通道、污物通道与物资专用通道，各通道流线严格分开，不交叉。

10.1.3　清洁区楼层改造

清洁区楼层每层划分为淋浴区（半污染区）与更衣工作区（清洁区）。淋浴区靠近缓冲区侧，门口有专人管理。更衣工作区供医务人员穿戴防护用品、医生书写病历等工作之用。

10.2 援鄂医疗队队员个人防护用品穿脱流程

10.2.1 援鄂医疗队队员个人防护用品穿戴流程

手卫生，更换专用工作服、工作鞋及内层鞋套（视情况而定）；做好防护眼镜或护目面屏、自己眼镜的防雾处理；面部按需贴减压材料

↓

执行手卫生

↓

戴里层一次性帽子

↓

戴医用防护口罩

↓

戴外层一次性帽子

↓

戴护目镜

↓

戴里层一次性丁腈 / 乳胶手套

↓

穿防护服，穿一次性隔离衣（根据需要），贴面部固定易撕粘胶（根据需要），戴面屏 / 正压呼吸头罩（根据需要），加穿蓝色鞋套
（备注：对于无脚套的防护服，加穿防水靴套，靴套应将防护服全包裹在内）

↓

戴外层医用外科口罩（系带式）

↓

戴外层一次性乳胶手套（建议采用外科手套）

↓

同事相互在衣服胸前及背后写上个人姓名，适当做伸展运动并检查密封性

↓

遇污染时立即更换外层一次性乳胶手套

10.2.2 援鄂医疗队队员个人防护用品脱卸流程

污染区	手卫生，对外层表面的肉眼可见污染物用消毒湿巾擦拭 ↓ 手卫生，脱去隔离衣（根据需要） ↓ 手卫生，脱下外层医用外科口罩 ↓ 手卫生，脱下最外层蓝色鞋套 ↓ 手卫生，打开门，脱去第一层手套 ↓ 手卫生，戴上干净手套，经规定路线至缓冲区
缓冲1区	手卫生，脱防护服，打开防护服领口胶条及拉链，连同外层手套一起脱下（如外层手套不能一起脱下，则可以先脱去防护服，再脱去手套），内侧反转在外，往下卷，最终全部脱下 ↓ 手卫生，摘护目镜 ↓ 手卫生，脱外层手术帽 ↓ 手卫生，脱内层鞋套（视情况而定） ↓ 手卫生，脱内层手套 ↓ 流动水洗手
缓冲2区	通过规定路线至指定脱卸区 ↓ 手卫生，脱医用防护口罩 ↓ 手卫生，脱内层手术帽 ↓ 手卫生，戴医用外科口罩
清洁区	通过规定路线至淋浴等待区，进行消毒处理后等待沐浴 ↓ 沐浴后，换洗手衣，进行手卫生后，进入清洁区

10.3 医疗队队员个人往返酒店驻地指引

10.3.1 酒店驻地外围区域预处理

1. 从医院回到驻地

室外污染帐篷→清洁区帐篷→专用电梯→客房。

◎室外污染帐篷：拖拭鞋底，站立 2 分钟（用含有效氯 1500mg/L 消毒液毛巾或地垫对鞋底进行消毒）→进入室外污染帐篷→手卫生→更换医用外科口罩，换上一次性拖鞋（由酒店提供）→脱下外出服和裤子，并悬挂（做好标识）。

◎清洁区帐篷：穿上清洁的衣服、裤子→脱一次性拖鞋→穿驻地内专用鞋→拖拭鞋底，站立 2 分钟→进入酒店→乘坐专用电梯回客房。

◎进入客房：外出鞋放在门外，外套不穿进卧室→洗澡→更换洁净服装→进入卧室。

2. 离开酒店去医院

客房→专用电梯→清洁区帐篷→室外污染帐篷（按上述操作程序反向进行）。

10.3.2 日常生活管理

1. 公共区域活动必须戴好口罩，与人交流时保持 1 米以外的距离。房间内独自一人时可不戴口罩。

2. 不串门、不访友，未经同意不允许私自外出，开会建议使用远程办公软件，如“钉钉”App 中的多人会议功能。

3. 使用移动办公软件，如使用“腾讯文档”建立多人共享“每日体温上报单”进行健康管理工作。每天自测体温 2 次，如有异常或不适，应立即向各组长汇报。

4. 关闭客房空调，每天打扫房间，保持干净、整洁；开窗通风 30 分钟以上，每天 2 次。

5. 客房高频接触表面（如门把手、台面、手机、开关、遥控器等）用 75% 酒精或含有效氯 500mg/L 消毒液或消毒湿巾擦拭消毒，每天至少 1 次。

6. 注意手卫生，将所有公共场所的物品都视为污染物，建议使用隔离法按钮，如手部无明显污染，则可用快速手消毒剂消毒。在流动水下，用洗手液按“七步洗手法”洗手。

7. 各类衣物（包括客房内、酒店内活动、外出去医院的衣物）专区专用，分类存放。

8. 外出时要求戴口罩。返回酒店后，应进行手卫生后进门，洗手、洗澡后更换室内衣物。

9. 实行分餐管理，在领取餐食后回房间就餐。

10.3.3 往返医院工作的要求

1. 戴好口罩后再出门，如需要乘坐公共交通工具，则建议携带消毒湿巾或戴手套。

2. 从医院返回时，须根据穿脱要求按流程更换个人洁净衣物和鞋。

3. 严禁用酒精对外套和鞋面、鞋底进行喷洒消毒，或在房间内大量喷洒酒精，以免引发火灾。

4. 将更换下的衣物放入洗衣盆或桶内，用 100℃热水浸泡或用含有效氯 500～1000mg/L 消毒液浸泡 30 分钟后，再进行洗涤。

不得将洗衣液（粉）与消毒剂混合来浸泡衣物。

10.3.4 其他注意事项

1. 注意气温变化，防止发生感冒、中暑等情况。

2. 正确、合理地使用医用外科口罩或医用防护口罩。在外出或乘坐公共交通工具时，推荐佩戴医用外科口罩，并做好手卫生。如使用医用防护口罩，需熟悉不同型号防护口罩的佩戴方法。在戴手套时，不得触摸身体其他部位，杜绝手－口、手－眼、手－鼻传播。

3. 不得将手机带入病房。如联系和记录工作情况需要，则使用病房内专用手机。

4. 防护用品如有明显污染，应及时更换。

5. 注意劳逸结合，适当运动，保证充足的睡眠。

6. 医院内禁止饮食。

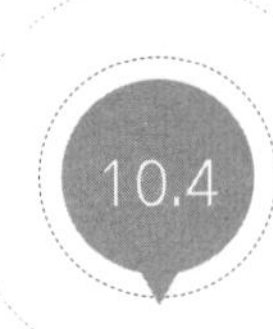

10.4 其他新冠肺炎相关感染防控流程

援鄂医疗队隔离病区日常及终末消毒流程，患者血液、体液、呕吐物等溢出处理流程，可重复用物品的消毒处理流程，医疗废物处理流程，以及工作人员职业暴露处理流程等分别参照第 8 章“8.12 新冠肺炎相关可重复用器械、物品预处理与消毒流程”“8.14 新冠肺炎相关病区日常消毒流程”“8.15 新冠肺炎相关病区终末消毒流程”“8.16 新冠肺炎患者血液、体液、呕吐物寻溢出处理流程”“8.18 新冠肺炎相关医疗废物处理流程”和“8.21 新冠肺炎相关工作人员职业暴露处理流程”

第四部分

中东呼吸综合征医院感染防控

PART 4

第 11 章

中东呼吸综合征患者筛查及收治流程

发热门诊中东呼吸综合征（Middle East respiratory syndrome, MERS）患者筛查流程

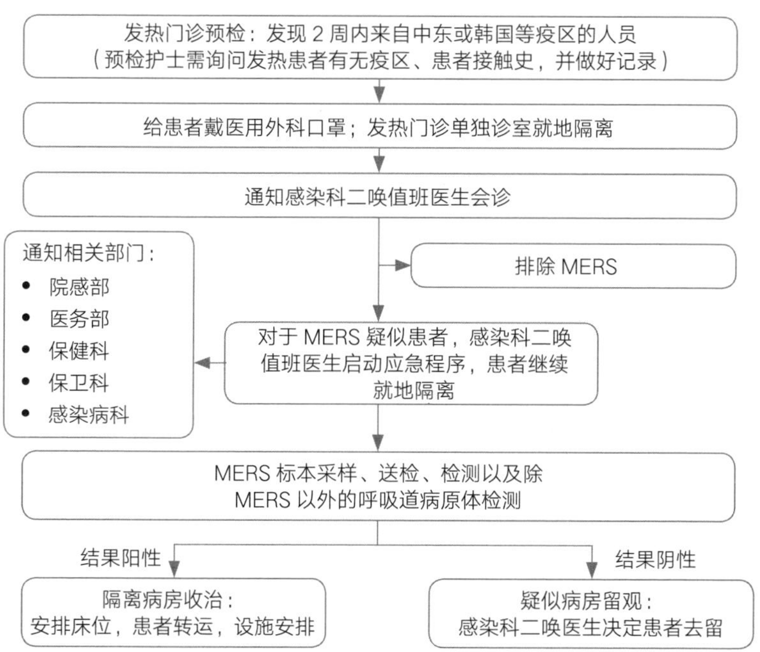

1. 院感部：向分管院领导、省卫健委应急办报告，组织协调感控相关工作。
2. 医务部：向分管院领导报告，组织协调医疗相关工作。
3. 保健科：传染病报卡。
4. 保卫科：加强安保措施，避免不必要的人员进出，协助做好患者收治工作。

除发热门诊外中东呼吸综合征患者筛查流程

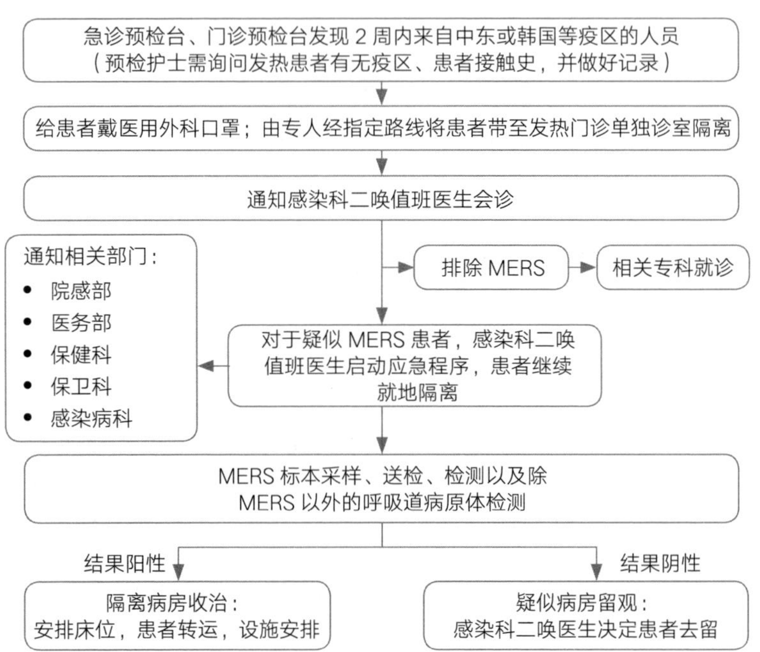

院外确诊中东呼吸综合征患者收治流程

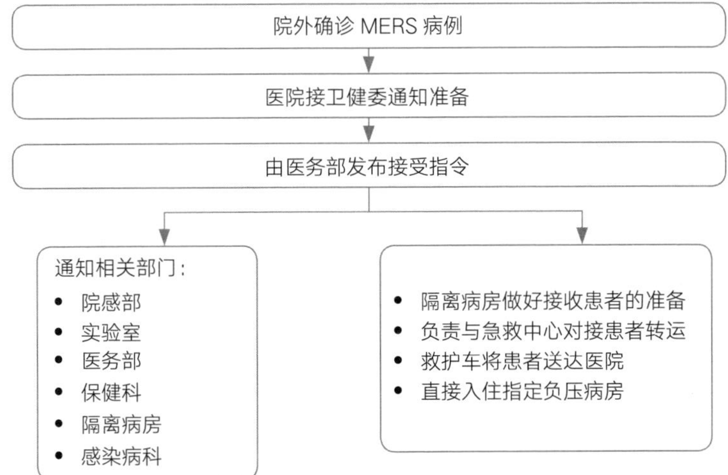

1. 院感部：组织协调感控相关工作。
2. 实验室：做好患者样本检查准备。
3. 保健科：传染病报卡。
4. 隔离病房：安排床位，安排设施，做好患者的收治准备。

第 12 章

中东呼吸综合征医院感控流程

12.1 中东呼吸综合征（MERS）患者检验标本采集转运流程

1. 工作人员双人确认个人防护用品穿戴完整。

2. 一人进入病室采集标本。

3. 将使用后的采集用品立即弃至专用利器盒。

4. 将标本置入专用安全标本袋密封。

5. 将密封袋放入生物样本罐。

6. 用含氯消毒湿巾擦拭标本罐外部 2 遍。

7. 将 MERS 检测标本罐送至 BSL-3 实验室，由专人接收；将非 MERS 检测标本罐送至检验科，由专人接收。

12.2 中东呼吸综合征相关标本检测感染防控要求

1. 将病原学检测结果报告至医院感染管理部、隔离病房。

2. 实验人员戴 N95 口罩、穿一次性隔离衣，有喷溅可能时加戴护目镜、面屏和穿防护服。

3. 实验人员在接收标本后在生物安全柜内分检。

4. 检测后的标本立即经 121℃高压灭菌后按医疗废物处理。

5. 生物安全柜在使用后用含有效氯 2000mg/L 消毒液擦拭消毒，并开启紫外线灯照射，作用 30 分钟。

6. 工作结束后用含有效氯 2000mg/L 消毒液对实验台面、器具进行消毒，贵重仪器用二氧化氯凝胶或卡瓦布擦拭。

7. 实验人员按防护用品脱卸程序脱下防护用品。

8. 废弃物按特殊感染性物品处理，装双层黄色垃圾袋并贴特殊感染标识。

12.3 中东呼吸综合征相关个人防护用品穿脱流程

具体穿戴流程或可参照第 8 章“8.2　新冠相关个人防护用品穿脱流程”。

12.4 中东呼吸综合征患者使用后衣被织物处理流程

MERS 患者使用后的衣被织物用含有效氯 1000mg/L 消毒液浸泡半小时，清洗消毒后送洗衣房（或者用可溶性塑料袋包装，无须浸泡，直接送洗衣房清洗消毒）。

12.5 中东呼吸综合征患者医疗废物处理流程

1. 患者的所有废弃物应被视为医疗废物。

2. 严格按照《医疗废物管理条例》的要求处理。

3. 医疗废物垃圾用黄色垃圾袋双层封扎,“特殊感染”标识清楚，袋口喷撒含有效氯2000mg/L消毒液后置入垃圾转运箱密闭转运。

4. 将利器及医疗废物置入塑料利器，封口处用含有效氯 2000mg/L 消毒液喷洒，“特殊感染”标识清楚，按特殊感染医疗废物处理。

中东呼吸综合征患者血液、体液等溢出处理流程

1. 当有少量（＜10mL）血液体液溢出时，用含氯消毒湿巾覆盖作用后去除污染物，再用含氯消毒湿巾擦拭 2 遍；或用二氧化氯凝胶喷洒作用 1 分钟后，再进行擦拭消毒。

2. 当有大量（＞10mL）血液体液溢出时，做好隔离标识，用含有效氯 2000mg/L 含消毒液的隔水垫覆盖作用 30 分钟，去除污染物后进行去污、清洁、消毒。

使用后的物品均被放入双层黄色垃圾袋，按医疗废物处理。

中东呼吸综合征患者病室地面及物体表面消毒流程

1. 地面用含有效氯 1000mg/L 消毒液湿式清扫、消毒，每天 3 次，污染时随时清扫消毒。

2. 用含氯消毒湿巾擦拭床单位、门把手、医用仪器设备（有特殊要求的除外）及必须重复使用的医疗器械、器具和物品。

3. 听诊器、耳温仪、血压计袖带等医疗器具专人专用，每次使用后用含氯消毒湿巾擦拭消毒。

12.8 中东呼吸综合征患者排泄物消毒流程

1. 指导患者使用专用便器。

2. 便器内加等体积含有效氯 5000mg/L 消毒液全覆盖，加盖静置 30 分钟。

12.9 中东呼吸综合征患者影像学检查流程

12.9.1　病房床边摄片 CT 检查

1. 放射科工作人员防护准备，至病房床边摄片。

2. 工作人员检查完毕，做好消毒工作。

12.9.2　电话预约 CT 检查

1. 指定 CT 室检查。

2. 工作人员及工作场所做好防护准备。

3. 由专人专车按指定时间将患者运送至指定机房进行 CT 检查。

4. 检查完成后，专人专车送回指定病房。

5. CT 检查室按要求全面进行环境消毒。

12.10 中东呼吸综合征患者尸体转运消毒流程

1. 实施尸体护理，用0.5%过氧乙酸溶液（或含有效氯2000mg/L消毒液）浸泡的棉球或纱布堵塞人体孔道。

2. 电话联系殡仪馆，运送尸体用双层布单包裹尸体，再装入双层密闭防渗漏的尸体包裹单，由殡仪馆专职人员经污染区至专用电梯出病区，直接送至殡仪馆立即火化。

3. 用含有效氯2000mg/L消毒液对地面进行湿式清扫、消毒。

4. 病室内终末消毒，用气化过氧化氢消毒机消毒。

5. 用含有效氯2000mg/L消毒液擦拭治疗车、椅凳、床头柜、床单位、仪器设备表面、设备带等。

6. 工作人员做好个人防护，加戴正压呼吸器（三级防护）。

隔离病房工作人员健康管理流程

1. 在隔离病房，由专人汇总近期工作人员名单。

2. 在隔离病房，由专人负责工作人员体格检查，建立健康档案。

3. 工作开始后，由负责人早晚两次汇总工作人员身体状况，健康管理专职人员不定期巡视，并向医务部汇报由专家协助解决各种心理、生理问题。

4. 体征正常者继续工作；如出现相关症况和体征，则上报医院感染理部及保健部，医学观察室留观，并采集标本检测（接触的工作人员做好二级防护）。

5. 对于职业暴露者，上报医院感染管理部，隔离病房留观，并采集标本检测。单人单间，未经允许不可出房间。饮食和衣物由专人送入。每日测量体温 2 次，观察期为 14 天。

第五部分

人感染 H7N9 禽流感医院感染防控

PART

5

第 13 章

人感染 H7N9 禽流感医院感染防控方案

在我国局部地区发生人感染高致病性H7N9禽流感流行的情况下，需切实加大防控工作力度，全面预防和控制人感染高致病性 H7N9 禽流感。

我院制定的医院人感染高致病性 H7N9 禽流感防治方案如下。

13.1 组织领导

医院成立防控人感染高致病性 H7N9 禽流感领导小组、工作小组、专家小组、后勤保障小组和抢救小组。

13.2 病房设置

设定病区 A 为收住可疑人禽流感专门病房；病区 B 为隔离病房收治确诊病例。

13.3 建立预检分诊制度，规范加强发热呼吸道门诊

在门诊入口设立预检分诊台，在医院大门口设有醒目的发热门诊指路牌。规范加强原发热呼吸道门诊，在发热呼吸道门诊设单独的化验室和 X 线室。

13.4 落实首诊负责制度

对发热、咳嗽患者必须询问流行病学史，以及有无禽类接触史。

13.5 药品、器械管理

药剂科、中药房备好相关药物。设备科将防控所需要的口罩、隔离衣、防护服解决到位，对测温仪等设备进行检修。

13.6 膳食科加强食品安全管理

确保家禽等采购烧煮符合质量标准。

13.7 专业培训

对全体医护人员进行有关 H7N9 人禽流感防治的业务培训，特别是相关学科医护人员由感染科专家进行有针对性的培训，增强医护人员的防范意识。

13.8 加强督查工作，定期进行应急演练和检查

确保一旦发现疫情，组织反应应到位、有效。

第 14 章

人感染 H7N9 禽流感医院感染防控流程

14.1

人感染 H7N9 禽流感患者筛查及收治流程

具体参照“11.1 发热门诊中东呼吸综合征患者筛查流程”“11.2 除发热门诊外中东呼吸综合征患者筛查流程”和“11.3 院外确诊中东呼吸综合征患者收治流程”。

14.2

人感染 H7N9 禽流感相关个人防护要求

在人感染高致病性 H7N9 禽流感隔离病区的工作人员应戴医用防护口罩、帽子、手套、防护镜，穿工作衣、隔离衣 / 医用防护服。

按照世界卫生组织（WHO）手卫生要求，执行手卫生。

14.3 人感染 H7N9 禽流感相关医院消毒措施

接触人禽流感患者具体的消毒隔离措施，当时参照卫生部《传染性非典型肺炎（SARS）诊疗方案》的相关规定执行；具体措施可参考前文 MERS 及新冠肺炎相关的消毒流程。

参考文献

[1] 国家卫生健康委员会．新型冠状病毒肺炎防控方案（第六版）[EB/OL]. (2020-03-09)[2020-03-15]. http://www.nhc.gov.cn/jkj/s3577/202003/4856d5b0458141-fa9f376853224d41d7. shtml.

[2] 国家卫生健康委员会．新型冠状病毒肺炎诊疗方案（试行第七版）[EB/OL]. 国卫办医函〔2020〕184 号．(2020-03-04)[2020-03-15]. http://www.nhc.gov.cn/yzygj/s7653p/202003/46c9294a7dfe4cef80dc7f5912eb1989.shtml

[3] 国家卫生健康委员会．消毒剂使用指南 [EB/OL]. 国卫办监督函〔2020〕147 号．(2020-02-18)[2020-03-15]. http://www.nhc.gov.cn/xcs/zhengcwj/202002/b9891e8c86d141a08ec45c6a18e21dc2.shtml.

[4] 国务院应对新型冠状病毒感染的肺炎疫情联防联控机制．不同人群预防新型冠状病毒感染口罩选择与使用技术指引 [EB/OL]. 肺炎机制发〔2020〕20 号．(2020-02-18)[2020-02-05]. http://www.nhc.gov.cn/xcs/zhengcwj/202002/485e5bd019924087a5614c4f1db135a2.shtml.

[5] 国家卫生健康委员会．新型冠状病毒实验室生物安全指南（第二版）[EB/OL]. 国卫办科教函〔2020〕70 号．(2020-01-23)[2020-

03-15]. http://www.nhc.gov.cn/qjjys/s7948/202001/0909555408d842a58828611dde2e6a26.shtml.

[6] 国家卫生健康委办公厅，民政部办公厅，公安部办公厅. 新型冠状病毒感染的肺炎患者遗体处置工作指引（试行）[EB/OL]. 国卫办医函〔2020〕89 号. (2020-02-01)[2020-03-15]. http://www.mca.gov.cn/article/xw/tzgg/202002/20200200023854.shtml.

[7] 国家卫生健康委员会. 关于医疗机构开展新型冠状病毒核酸检测有关要求的通知 [EB/OL]. 国卫办医函〔2020〕53 号. (2020-02-14)[2020-03-15]. http://www.doc88.com/p-37047791177583.html.

[8] 国家卫生部. 医院隔离技术规范 [EB/OL]. WS/T 311−2009. (2009-04-01)[2020-03-15]. http://www.nhc.gov.cn/wjw/s9496/200904/40116.shtml.

[9] 国家卫生和计划生育委员会. 重症监护病房医院感染预防与控制规范 [EB/OL]. WS/T 509−2016. (2016-12-27)[2020-03-15]. http://www.nhc.gov.cn/ewebeditor/uploadfile/2017/01/20170105092109549.pdf.

[10] 国家卫生健康委员会. 医疗机构门急诊医院感染管理规范 [EB/OL]. WS/T 591−2018. (2018-05-210)[2020-03-15].http://www.nhc.gov.cn/wjw/s9496/201805/fa830cbf8b5a4ef3a1f6615a46a350a0.shtml.

[11] 李春辉，黄勋，蔡虻，等. 新冠肺炎疫情期间医疗机构不同区域工作岗位个人防护专家共识 [J/OL]. 中国感染控制杂志 :1-15. (2020-03-27)[2020-04-13]. http://kns.cnki.net/kcms/detail/43.1390.R.20200326.1554.003.html.

[12] 住房和城乡建设部，国家发展和改革委员会. 传染病医院建设标准建标 [EB/OL]. 建标 173-2016. (2016-06-19)[2020-03-15]. http://www.mohurd.gov.cn/wjfb/201612/t20161222_230047.html.

[13] 中华预防医学会新型冠状病毒肺炎防控专家组. 新型冠状病毒肺炎流行病学特征的最新认识 [J]. 中华流行病学杂志 ,2020,41(2):139-144.

[14] 付强. 基于 COVID-19 疫情应对的医疗机构内感染防控实践思考 [J/OL]. 中华医院感染学杂志 :1-4. (2020-03-03)[2020-04-15]. http://kns.cnki.net/kcms/detail/11.3456.r.20200302.0950.004.html.

[15] 李六亿，吴安华，姚希. 新冠肺炎医疗队驻地感染防控探讨 [J]. 中国感染控制杂志，2020, 19(02):123-125.

[16] 贾会学，李六亿. 新型冠状病毒感染肺炎流行期间标准预防执行要点 [J/OL]. 中华医院感染学杂志 :1-5. (2020-03-24) [2020-04-15].http://kns.cnki.net/kcms/detail/11.3456.R.20200324.1206.134.html.

[17] 李玲，张群．新型冠状病毒肺炎疫情期间综合性医院不同类型空调管理策略 [J/OL]. 中华医院感染学杂志 :1-5. (2020-03-17) [2020-04-15]. http://kns.cnki.net/kcms/detail/11.3456.R.20200316.1146.002.html.

[18] 李六亿，吴安华．新型冠状病毒医院感染防控常见困惑探讨 [J]. 中国感染控制杂志 ,2020,19(2): 105-108.

[19] 中国疾病预防控制中心新型冠状病毒感染的肺炎疫情一级响应态势分析与风险评估组．2019 新型冠状病毒疫情进展和风险评估 [R]. 北京：中国疾病预防控制中心，2020.

[20] 中国疾病预防控制中心新型冠状病毒肺炎应急响应机制流行病学组．新型冠状病毒肺炎流行病学特征分析 [J]. 中华流行病学杂志，2020, 41(2): 145-151.

[21]Oberfeld B, Achanta A, Carpenter K , et al. COVID-19. DOI: 10.1016/j.cell.2020-04-13.

[22]Sanche S, Lin Y T, Xu C G, et al. The novel coronavirus, 2019nCoV, is highly contagious and more infectious than initially estimated[EB/OL]. (2020-02-11)[2020-03-17]. https://www.medrxiv.org/content/10.1101/2020.02.07.20021154v1.

[23] 伊赫亚，李川，王芃，等．全球新型冠状病毒肺炎疫情与早期防控对策 [J/OL]. 预防医学 :1-5. (2020-024-01) [2020-04-17]. https://doi.org/10.19485/j.cnki.issn2096-5087.2020.04.001.

[24] 国家卫生和计划生育委员会. 人感染H7N9禽流感诊疗方案(2017年第1版) [J]. 传染病信息, 2017, 30(1):7-9.

[25] 国家卫生和计划生育委员会. 人感染H7N9禽流感诊疗方案(2014年版) [J]. 传染病信息, 2014, 27(1): 1-4.

[26] 石伟, 孙英伟, 王璐璐, 等. 人感染H7N9禽流感的流行和生物学研究进展 [J]. 上海预防医学, 2019, 31(12): 999-1005.

[27] 国家卫生和计划生育委员会. 中东呼吸综合征病例诊疗方案(2015年版) [J]. 中国病毒病杂志, 2015, 5(5): 352-354.

[28] 国家卫生和计划生育委员会. 中东呼吸综合征医院感染预防与控制技术指南(2015年版) [J]. 传染病信息, 2015, 28(3): 127-128.

[29] 龚震宇, 龚训良. 2019年全球中东呼吸综合征疫情概况 [J]. 疾病监测, 2020, 35(1): 90-91.

[30] 曾丽连, 陆靖, 黄琼, 等. 中东呼吸综合征传播特征及防治措施研究进展 [J]. 中国病毒病杂志, 2017, 7(6): 465-471.

[31] 王文玲, 谭文杰, 李德新. 中东呼吸综合征冠状病毒感染的流行病学进展 [J]. 中华疾病控制杂志, 2016, 20(4): 323-328.

[32] 倪晓平, 项海青, 施世锋. SARS消毒隔离与个人防护 [M]. 北京: 人民卫生出版社, 2003.

[33] 李兰娟 . 传染性非典型肺炎 [M]. 杭州：浙江科学技术出版社，2003.

[34] 索继江，李六亿，王力红，等 . 不忘初心·追求卓越：中国医院感染管理卅年（1986—2016）[M]. 北京：中国协和医科大学出版社，2016.

传染病医院建设标准

关于印发新型冠状病毒肺炎诊疗方案试行第七版的通知

新型冠状病毒肺炎防控方案第六版国卫办函 204 号

新型冠状病毒肺炎防控方案第五版

附表 1

常见口罩类型标准及说明

口罩类型	医用一次性口罩	医用外科口罩	医用防护口罩	KN95
执行标准	YY/T 0969	YY 0469	GB 19083	GB 2626
密封性	一般	一般	好	好
过滤颗粒类型	未说明	非油性颗粒（NaCl 气溶胶）	非油性颗粒（NaCl 气溶胶）	非油性颗粒（NaCl 气溶胶）
颗粒过滤效率（PPE）	未说明	≥ 30%	1 级≥ 95% 2 级≥ 99% 3 级≥ 99.7%	≥ 95%
细菌过滤效率（BFE）	≥ 95%	≥ 95%	未说明	未说明
适用场景	普通医疗环境佩戴，阻隔口腔或鼻腔呼出或喷出的污染物	临床医务人员在有创操作等过程中佩戴	医疗工作环境中，过滤空气中的颗粒物，阻隔飞沫、血液、体液、分泌物等	用于各类颗粒物防护
其他特点	无	血透性要求； 阻燃性要求； 佩戴不需密合； 未被认证有助于减少颗粒物进入口鼻及肺部等	血透性要求； 表面抗湿要求； 阻燃性要求； 佩戴有密合性要求； 不允许设呼吸阀； 有明显呼吸阻力，可能不适于某些心肺系统疾病患者等	阻燃性要求； 泄漏率要求； 气密性要求； 佩戴有密合性要求； 有或无呼气阀； 有明显呼吸阻力，可能不适于某些心肺系统疾病患者等
图例	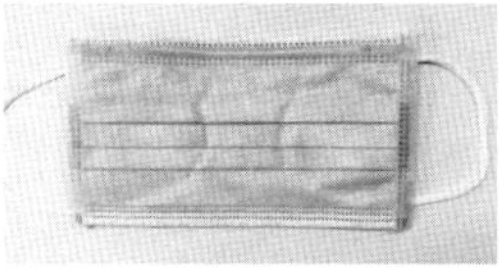		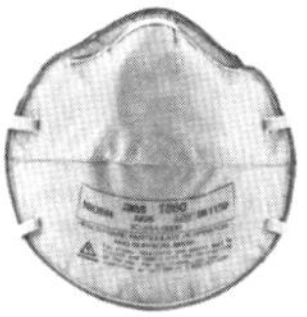	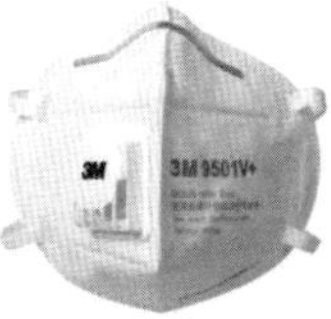

附表 2

新冠肺炎相关防护用品穿戴考核标准

考核项目	考核内容	考核结果
手卫生	按照“七步洗手法”要求，取免洗手消毒剂或洗手液涂布满双手，揉搓 15 秒以上	
戴帽子	头发无外漏	
戴医用防护口罩	一手托住医用防护口罩，将有鼻夹侧向外	
	鼻夹向上，将医用防护口罩罩住鼻、口及下巴，并紧贴面部	
	先将下方系带拉过头顶，放在颈后耳下，压于帽上；再将上方系带置于头顶中部	
	根据鼻梁形状由中间向两侧按压塑形，然后调节系带松紧度	
	进行密合性检查。检查方法：双手覆盖，快速呼气无漏气；用力吸气，口罩有凹陷。如有漏气或无法形成负压，则需调整至不漏气	
戴护目镜	在护目镜内侧涂防雾液	
	戴护目镜，上侧压住帽沿，下侧压住口罩，然后调节舒适度	
戴内层手套	内层戴一次性丁腈手套	
穿防护服	在穿防护服前，检查防护服是否有破损	
	先穿下衣，再穿上衣，然后戴帽子，穿着过程中避免上衣触及地面，拉链拉至顶端并锁闭，然后贴密封条	
	如使用非连脚防护服，则应加穿防水靴套，靴套中部打活结固定，将防护服裤腿适量上拉，覆盖连接处	
戴外层手套	手套包住防护服袖口，使重叠部分最大化	
穿隔离衣（有喷溅风险时）	持衣领穿着，勿触及面部及地面，系好系带	
检查	检查防护用品是否穿戴完整，下蹲并活动检查穿戴的舒适度。进入污染区后，及时随手关闭各区之间的大门	

附表 3

新冠肺炎相关防护用品脱卸考核标准

考核项目	考核内容	考核结果
脱隔离衣 + 外层手套	解开腰带、颈带，执行手卫生	
	将隔离衣连同外层手套一并脱下， 注意外层手套不得接触隔离衣内侧	
	将脱下的隔离衣清洁面向外卷成包裹状，放入医疗废物容器内	
更换 / 加戴外层手套	按照“七步洗手法”要求，取免洗手消毒剂或洗手液涂布满双手，揉搓 15 秒以上	
	更换 / 加戴外层手套。更换手套时严格区分清洁面、污染面，洁污不交叉	
脱防护服 + 内层手套 + 靴套	解开靴套系带（若为非连脚防护服），执行手卫生；解开密封条，拉开拉链，尽量避免低头	
	向上提拉帽子并脱离头部，将防护服内侧面向外，边脱边卷至踝部，连同靴套、外层手套一并脱除	
	严格区分清洁面污染面，洁污不交叉	
	执行手卫生	
摘护目镜	不接触护目镜污染面，捏住系带脱除，放入回收容器或医疗废物容器内，过程中注意“低头闭眼”，然后执行手卫生	
摘医用防护口罩	不接触口罩前面（污染面）；先摘下方系带，再摘上方系带，不得接触颈部皮肤	
	用手捏住口罩的系带放入医疗废物容器内，然后执行手卫生	
摘帽子	双手提起帽子外侧，从头部侧方摘除，放入医疗废物容器内，然后执行手卫生	
脱内层手套	脱除过程中双手不得接触污染面；执行手卫生	
用流动水洗手后佩戴医用外科口罩		

附表 4

新冠肺炎发热门诊感染防控措施落实督导表

科室：	督导人：	督导时间：	
督导要求		落实	未落实
制度、流程齐全、合理，并严格落实			
远离其他门诊、急诊设置，独立设区，出入与普通门诊、急诊分开，并设立醒目标识			
按照“三区两通道”设置，医患分流，人物分流			
门诊内设置诊间、挂号、收费、检验、药房、放射、隔离观察室、卫生间等功能区域			
所有工作人员上岗前完成基础医院感染防控知识培训、防护用品穿脱培训与考核，考核合格后方可上岗			
工作人员熟知预检分诊内容及问诊要点			
做好患者宣教，所有进入发热门诊的患者均佩戴医用外科口罩			
外出检查运送路线固定，人员防护合理			
患者转运交接人员防护合理，并在规定区域内穿脱防护用品			
个人防护用品配备齐全，物品均在效期内使用			
防护用品穿脱流程正确			
做好各区域空气、物表、物品、地面的随时消毒和终末消毒			
工勤人员能正确配制消毒液并进行浓度测试，有浓度测试记录			
医疗废物处置规范			
原因分析及改进措施			
负责人签字：			

附表 5

新冠肺炎普通隔离病房感染防控督导表

巡查人：		巡查时间：		
检查项目	检查内容	执行情况	存在问题	整改意见
个人防护	1. 督导员有无进行穿戴督导			
	2. 病区内是否互查防护用品半小时			
	3. 半小时互查记录是否齐全			
洁污概念	1. 物品、操作、区域：洁污分明，医疗用品一人一用一消毒			
	2. 手套使用是否规范：①禁止戴手套触摸公共区域；②禁止戴手套触摸自己的头面部；③脱手套后立即执行手卫生			
	3. 是否按照手卫生时机执行手卫生			
环境卫生	1. 病房内是否每日通风 3 次，公共区域是否进行空气消毒			
	2. 有无空气消毒机使用记录，有无紫外线灯使用记录			
	3. 物表、地面是否每日消毒 3 次			
	4. 高频接触物表（门把手、护士台等位置）是否每日消毒 3 次，并记录			
	5. 清洁方法是否正确，清洁工具（抹布、拖把、保洁手套）是否处置规范			
消毒流程	1. 工勤人员以及每班消毒护士掌握消毒剂配制方法			
	2. 消毒护士了解复用物品消毒流程			
	3. 消毒护士掌握终末消毒的方法			
	4. 有含氯消毒液浓度测试记录表			
医疗废物	1. 工勤人员与护士掌握新冠医疗废物的处理方法			
	2. 工勤人员与护士了解新冠医疗废物的封扎方法和标识要求			
	3. 工勤人员与护士了解新冠医疗废物的收集、交接、转运及防护			
	4. 保洁医疗废物交接本记录齐全			

附表 6

新冠肺炎重症监护隔离病房感染防控督导表

科室：	督导人：	督导时间：	
项目	督导内容	落实	未落实
基础感染防控措施	1. 防护用品齐全，穿医用防护服，戴 N95 医用防护口罩、护目镜、双层手套		
	2. 近距离操作（如吸痰、插管等）时，有喷溅风险加穿医用防水隔离衣，戴医用防护面屏或正压头罩		
	3. 防护用品发生污染或破损时，及时更换或处理		
	4. 在规定区域内正确穿脱防护用品		
	5. 工作人员集中进行操作，减少进出；出入时随手关闭各区间门		
	6. 床边配手消毒液，根据手卫生时机执行手卫生		
	7. 复用器械使用后及时进行预处理，密闭运送至供应中心消毒		
	8. 地面、台面使用含有效氯 1000mg/L 消毒液消毒，每日 3 次		
	9. 遇血液、体液、分泌物、排泄物等污染物，用含有效氯 5000mg/L 消毒液随时清洁、消毒		
	10. 污染被服用可溶性回收袋密闭收集，贴特殊感染标识后放入黄色织物回收袋		
	11. 标本使用一次性标本袋密封后使用密闭容器运送		
	12. 医疗废物按新冠肺炎相关医疗废弃物要求使用双层黄色垃圾袋密闭收集，外部贴特殊感染标识		
	13. 锐器盒妥善固定，锐器就地处置，锐器盒外贴特殊感染标识		
	14. 加强空气消毒		
	15. 转运 / 外出检查时做好交接与防护，转运设施设备及时清洁、消毒		
	16. 出院或转科后做好终末消毒		

续表

科室:	督导人:	督导时间:	
项目	督导内容	落实	未落实
导管相关血流感染防控	1. 严格遵循无菌技术操作规程和手卫生制度		
	2. 中央导管穿刺点首选锁骨下静脉，避免选择股静脉		
	3. 尽可能使用腔数较少的导管		
	4. 穿刺时采用最大无菌屏障保护		
	5. 用 2% 洗必泰或 5% 聚维酮碘消毒皮肤		
	6. 每天用 2% 葡萄糖酸氯己定擦浴		
	7. 每天评估是否需要继续留置导管，尽早拔除导管		
导尿管相关血流感染防控	1. 严格遵循无菌技术操作规程和手卫生制度		
	2. 维持无菌密闭引流		
	3. 做好导尿管的日常维护，保持尿道口及会阴部清洁		
	4. 长期留置导尿管宜定期更换		
	5 . 每天评估留置导尿管的必要性，尽早拔除导尿管		
呼吸机相关肺炎防控	1. 严格遵循无菌技术操作规程和手卫生制度		
	2. 如无禁忌证，头胸部抬高 30° ～ 45°		
	3. 加强口腔护理，每 4 ～ 6 小时护理一次		
	4. 维持气囊压力 25 ～ 30cmH_2O, 每 4 小时检测一次		
	5. 使用声门下可吸引的气管导管，并进行声门下分泌物引流		
	6. 给予最小剂量镇静，尽早停用镇静剂		
	7. 预防谵妄，鼓励早期活动		
	8. 每天评估呼吸机及气管插管的必要性，尽早脱机或拔管		

附表 7

新冠肺炎隔离病区半小时防护用品互查登记表

组别（医疗 / 护理 +___组）	时间	存在的问题	督导人 1	督导人 2

附表 8

新冠肺炎疫情期间医院职工采样申请信息登记表

序号	科室或个人上报日期（年－月－日）	职工工号	职业（医师／护士／技师／行政／后勤／其他，请注明）	工作科室	姓名	性别	年龄	联系电话	现住址	身份证号	发病日期（年－月－日）	首发症状	首诊医院	首诊日期（年－月－日）	现收治医院（住院者需填写）	现收治日期／入院日期（年－月－日）（住院者需填写）	临床症状（如发热请填写最高温度）	临床表现	最近查血结果（检查日期、结果，含白细胞、淋巴细胞绝对值、CRP等）	肺部CT（日期、报告结果）	流行病学史	当前状态（门诊留观／住院／居家隔离／在岗）	如在住院，请填写住院病区	如在住院，请填写住院号	临床程度分类（4选1）：①非肺炎；②轻症肺炎；③重症肺炎；④危重肺炎	病例类型和检测次数，其中病例类型指：A. 疑似病例。B. 临床诊断病例。C. 确诊病例。D. 密切接触者。E. 发热患者。F. 其他检测次数指：疑似病例第一次检测，填写“A1”；疑似病例第二次检测，填写“A2”；临床诊断病例第一次检测，填写“B1”……以此类推	核酸检测结果（填写历次采样日期和检测结果）

*CRP 即 C-reative protein， C 反应蛋白

附表 9

新冠肺炎院感知识考查试题

1.（单选题）新冠病毒已知的主要传播途径不包括（　）。

A. 接触传播　B. 空气传播　C. 气溶胶传播　D. 飞沫传播

答案：B

解析：根据《新型冠状病毒肺炎诊疗方案（试行第七版）》，新冠病毒的传播途径主要为呼吸道飞沫传播和密切接触传播。另外需要注意的是密闭环境的高浓度气溶胶和排泄物造成的气溶胶及接触传播。

2.（单选题）疫情期间在医院诊疗场所的所有医务人员、护工、工勤人员、志愿者等均应佩戴（　）。

A. 普通医用口罩　　B. 医用外科口罩

C. 医用防护口罩　　D. 无须佩戴口罩

答案：B

解析：2020 年 1 月 19 日，浙江省卫生健康委员会发布的“加强医务人员个人防护和实验室检测防护有关要求”有明确规定。

3.（单选题）第七版诊疗指南中，新冠肺炎诊断流行病学史“聚集性病例”的定义是（　）。

A. 1 周内在小范围场所出现 2 例及以上发热和（或）呼吸道症状的病例

B. 1 周内在小范围场所出现 3 例及以上发热和（或）呼吸道症状的病例

C. 2 周内在小范围场所出现 2 例及以上发热和（或）呼吸道症状的病例

D. 2 周内在小范围场所出现 3 例及以上发热和（或）呼吸道症状的病例

答案：C

解析：第七版诊疗指南新出定义，明确聚集性病例的定义。

4.（单选题）第七版诊疗指南中，下列哪项不是确诊的依据？（　）。

A. 血清新型冠状病毒特异性 IgM 抗体和 IgG 抗体阳性

B. 血清新型冠状病毒特异性 IgM 抗体或 IgG 抗体阳性

C. 血清新型冠状病毒特异性 IgG 抗体由阴性转为阳性

D. 恢复期较急性期 4 倍及以上升高

答案：B

解析：第七版诊疗指南新出定义。注意抗体检测应为“血清新型冠状病毒特异性 IgM 抗体和 IgG 抗体阳性”。

5.（单选题）下列哪种消毒剂对新冠病毒没有灭活作用？（　）。

A. 75% 乙醇溶液　　B. 含氯消毒剂　　C. 过氧乙酸　　D. 氯己定

答案：D

解析: 注意部分手消毒剂加入了氯己定，但其主要成分仍是乙醇，是可以使用的。

6.（单选题）新冠隔离区域物体表面和地面无肉眼可见污染物时消毒使用的含氯消毒剂浓度为（　）。

A. 500mg/L　　B. 1000mg/L　　C. 2000mg/L　　D. 5000mg/L

答案：B

解析：根据国家卫生健康委员会（以下简称国家卫健委）印发的《新型冠状病毒肺炎防控方案（第五版）》，特定场所消毒技术方案中隔离病区的物体表面和地面消毒使用的含氯消毒剂浓度应为 1000mg/L。

7.（单选题）下列新冠肺炎患者产生的分泌物、呕吐物处理的方式哪项是不合适的？（　）。

A. 少量（＜ 10mL）呕吐物可使用一次性吸水材料沾取 5000mg/L 含氯消毒液，小心移除

B. 大量（＞ 10mL）污染物可使用一次性吸水材料完全覆盖后用足量的含有效氯 5000 ～ 10000mg/L 消毒液浇在吸水材料上，作用 30 分钟以上，小心移除

C. 无独立化粪池时，患者排泄物（包括分泌物、呕吐物等）使用专门容器收集，用含有效氯 20000mg/L 消毒液，按物、药比例 1：2 浸泡消毒 2 小时。盛放的容器用含有效氯 5000mg/L 消毒液浸泡消毒，30 分钟后洗净

D. 使用双层垃圾袋打包后，按医疗垃圾处理

答案：D

解析： 根据国家卫健委印发的《新型冠状病毒肺炎防控方案（第五版）》，特定场所消毒技术方案中污染物（患者血液、分泌物和呕吐物）的消毒方法进行处理。

8.（单选题）下列哪项不是职业暴露后正确的处置流程？（　）。

A. 破损皮肤暴露后，用清洁纸巾或纱布去除污物，然后用 0.5% 聚维酮碘或 75% 酒精擦拭消毒 3 分钟以上，再用流动水冲洗干净（必要时浸泡 15 分钟）

B. 眼睛等的黏膜暴露后，应使用大量生理盐水或 0.05% 聚维酮碘冲洗消毒

C. 发生锐器伤时，由近心端向远心端挤出血液，然后使用流动水冲洗伤口，75% 酒精或 0.5% 聚维酮碘消毒（必要时浸泡 15 分钟）

D. 呼吸道暴露后应立即离开隔离区，用 75% 酒精棉签旋转擦拭鼻腔，然后用大量生理盐水漱口

E. 发生职业暴露时，暂不处理，立即离开病区，事后及时上报

答案：E

解析： 详见第 2 章“2.21 新冠肺炎相关工作人员职业暴露后处理流程”。

9.（单选题）新型冠状病毒肺炎疑似病例的诊断标准为（　）。

A. 有疫区或病例报告社区旅行史、居住史或感染者接触史

B. 临床表现有发热和（或）呼吸道症状

C. 临床表现为具有新冠肺炎影像学特征

D. 临床表现为发病早期白细胞总数正常或降低，淋巴细胞计数正常或减少

E. 以上都是

F. 有流行病学史且符合临床表现中的任意 2 项，或无明确流行病学史，符合临床表现中的任意 3 条

答案：F

解析： 根据国家卫健委印发的《新型冠状病毒肺炎诊疗方案（试行第七版）》可知。

附表

10.（多选题）进入隔离病房必须使用的防护用品有（　）。

A. 医用防护口罩　　B. 防护镜 / 防护面屏

C. 防护服　　D. 一次性隔离衣

答案：ABC

解析：一般情况下，无须穿一次性隔离衣。

11.（多选题）下列属于防护过度的行为是（　）。

A. 戴两层医用防护口罩　　B. 医用防护服必加隔离衣

C. 戴 3 ~ 5 层手套　　D. 必须确保皮肤一丝不露

答案：ABCD

解析：需要注意新冠病毒不是通过皮肤进行空气接触传播的，非破损皮肤无须给予特别防护，尤其是在穿防护用品时，不要把自己裹得“一丝不露”，裹得太紧反而会因为密闭性过强而导致自身不适。

12.（多选题）疑似病例的排除标准是（　）。

A. 连续 2 次新冠病毒核酸检测阴性

B. 采样时间至少间隔 24 小时，连续 2 次新冠病毒核酸检测阴性

C. 血清新型冠状病毒特异性 IgM 抗体和 IgG 抗体阳性

D. 发病 7 天后，血清新型冠状病毒特异性 IgM 抗体或 IgG 抗体阴性

E. 发病 7 天后，血清新型冠状病毒特异性 IgM 抗体和 IgG 抗体阴性

答案：BE

解析：根据国家卫健委印发的《新型冠状病毒肺炎诊疗方案（试行第七版）》，病例的发现与报告可知。

13.（多选题）新冠肺炎抗病毒治疗时的注意事项有（　）。

A. 当使用利巴韦林时，建议与干扰素或洛匹那韦 / 利托那韦联合使用，并注意腹泻、恶心、呕吐、肝功能损害等不良反应

B. 患有心脏疾病者禁用氯喹

C. 不建议同时应用 3 种及以上抗病毒药物

D. 对孕产妇患者进行治疗时，应考虑妊娠周数，尽量选择对胎儿影响

较小的药物

答案：ABCD

解析：根据国家卫健委印发的《新型冠状病毒肺炎诊疗方案（试行第七版）》抗病毒治疗可知。

14. 新冠肺炎患者的出院标准是（　）。

A. 体温恢复正常 3 天以上

B. 呼吸道症状明显好转

C. 肺部影像学显示急性渗出性病变明显改善

D. 连续 2 次痰、鼻咽拭子等呼吸道标本新冠病毒核酸检测阴性，采样时间至少间隔 24 小时

答案：ABCD

解析：根据国家卫健委印发的《新型冠状病毒肺炎诊疗方案（试行第七版）》出院标准可知。

15.（判断题）疑似病例应单人单间隔离治疗，确诊病例可多人收治于同一病室进行治疗。（　）

答案：正确

解析：根据医院隔离规范要求可知。

16.（判断题）隔离病房的消毒方法是随时消毒 + 终末消毒。（　）

答案：正确

解析：根据国家卫健委印发的《新型冠状病毒肺炎防控方案（第五版）》，特定场所消毒技术方案中的消毒措施可知。

17.（判断题）病区内护目镜松动露出一小部分皮肤不会引起感染。（　）

答案：正确

解析：新冠病毒不通过皮肤进行空气接触传播。在病区内，如发生皮肤暴露，则无须紧张，若不是被大量肉眼可见的患者体液、血液、分泌物或排泄物等污物直接污染皮肤，则不认为是皮肤暴露。

18.（判断题）普通诊疗区域内佩戴医用外科口罩即可。（　）

答案：正确

解析：如非必要，勿佩戴医用防护口罩（N95）。【循证支持：长时间佩戴会造成身体不适。】

19.（判断题）对医院内非隔离区域的物表进行擦拭消毒，常规使用含有效氯 500mg/L 消毒液即可。（　）

答案：正确

解析：公共场所的消毒使用低水平（500mg/L）含氯消毒液即可。

20.（判断题）密切接触者是指从疑似病例和确诊病例症状出现前 2 天开始，或无症状感染者标本采样前 2 天开始，与其有近距离接触（1 米内）的人员。（　）

答案：错误

解析：密切接触者是指从疑似病例和确诊病例症状出现前 2 天开始，或无症状感染者标本采样前 2 天开始，未采取有效防护与其有近距离接触（1 米内）的人员。